Ingo Buckert / Stefan Frädrich

Günter wird fit

Ingo Buckert · Stefan Frädrich

Günter, der innere Schweinehund, wird fit

Ein tierisches Sportbuch

Illustriert von Timo Wuerz

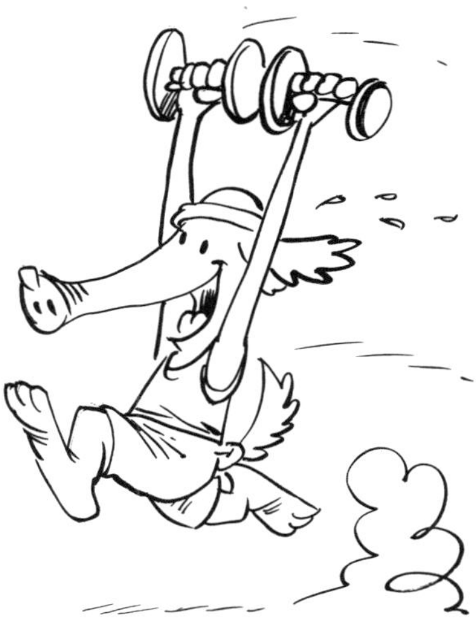

GABAL

Bibliografische Information der Deutschen Nationalbibliothek

Die Deutsche Nationalbibliothek verzeichnet diese Publikation in der Deutschen Nationalbibliografie; detaillierte bibliografische Daten sind im Internet über http://dnb.d-nb.de abrufbar.

ISBN: 978-3-89749-853-2

3. Auflage 2012
Lektorat: Christiane Martin, Köln
Umschlaggestaltung: Martin Zech Design, Bremen, www.martinzech.de
Illustrationen: Timo Wuerz, Hamburg
Satz und Layout: Das Herstellungsbüro, Hamburg, www.buch-herstellungsbuero.de
Druck und Bindung: Salzland Druck, Staßfurt

Über aktuelle Neuerscheinungen und Veranstaltungen informiert Sie der GABAL-Newsletter unter: www.gabal-verlag.de

Der schlaue Spruch, bevor es losgeht:

Fließendes Wasser fängt nicht zu faulen an.

Chinesisches Sprichwort

Ein besonders sportliches Dankeschön
gilt unseren drei engagierten Supersportlern
Steffi Burkhart, Susann Hempel und Felix Zöll!

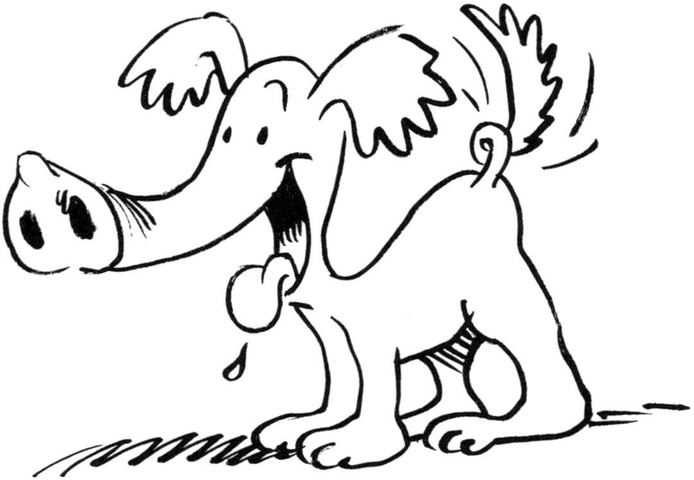

Günter will dein Freund und Helfer sein – und gibt dir leider oft falsche Tipps.

1. Günter, der innere Schweinehund

Das ist Günter. Günter ist dein innerer Schweinehund. Er lebt in deinem Kopf und bewahrt dich vor allem Übel dieser Welt. Immer, wenn du etwas Neues lernen willst oder dich mal anstrengen musst, ist Günter zur Stelle. »Lass das sein!«, sagt er dann. Oder »Mach das doch später!«, rät er dir. Und wenn du mal vor einer spannenden Herausforderung stehst, erklärt dir Günter gerne: »Das schaffst du sowieso nicht!« Günter ist nämlich furchtbar faul. Und weil er denkt, dass du genauso schweinehundefaul bist wie er, will dich Günter vor unnützer Mühe beschützen. Ist das nicht nett von ihm?

Leider nur sind Günters Ratschläge nicht immer hilfreich. Zum Beispiel, wenn dich seine Tipps vom Handeln abhalten oder in die falsche Richtung weisen. Ein dringender Termin? »Nur keinen Stress, sonst wirst du krank!«, bremst dich Günter womöglich – bis der Termin versäumt ist. Nachdenken, bevor du handelst? »Zerbrich dir nicht den Kopf, mach einfach!«, beschwichtigt dich Günter – und schon wieder tust du das Falsche, obwohl du es besser wissen könntest. Schade: Du hörst auf deine innere Stimme und trittst trotzdem auf der Stelle …

Günter hält
dich mit seinen
Ausreden davon
ab, Sport zu
treiben.

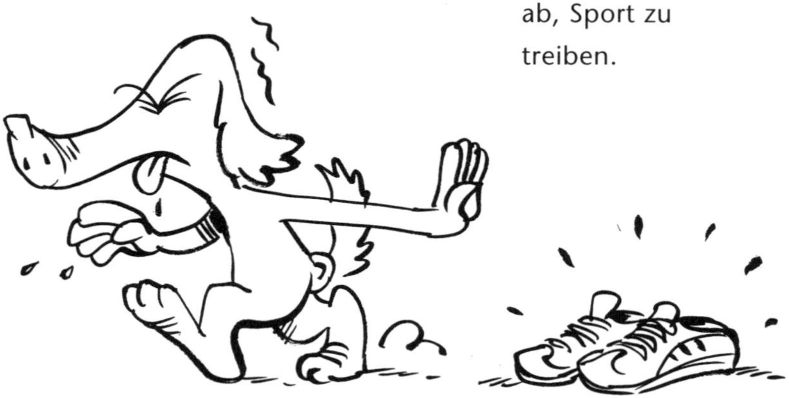

2. Sport? Nein, danke!

Auch beim Thema Sport zickt Günter oft herum: »Sport ist Mord!«, meint er dann. Oder: »Schwitzen und stinken? Nein, danke!« Und was passiert, wenn du beim Aufräumen zufällig mal über deine Laufschuhe stolperst? Dann bekommst du ein schlechtes Gewissen und überlegst, wie lange du sie nicht mehr benutzt hast – bis Günter dich beschwichtigt: »Macht nix, bist sowieso fit genug!«

Und wenn dir auf der Treppe die Puste ausgeht, die Hose immer enger wird und dir die schlanken Supermodels in den Zeitschriften auf die Nerven gehen? Dann findet dein Schweinehund Gründe dafür, warum du dich besser nicht darum kümmern solltest: »Du wirst eben älter!«, »Du hast keinen Bauch, das sind Liebeshanteln!« und »Diese Models sind doch alle magersüchtige Hungerhaken!« Danke schön, Günter.

Ein Glück, dass dein Schweinehund so schlau ist! Denn wäre es nicht frustrierend, den Tatsachen nüchtern ins Auge zu sehen? Deiner schwindenden Kraft und Vitalität? Den wachsenden Wohlstandsrundungen? Dem Frust, nicht mehr so gut drauf zu sein? »Ach was, ist doch alles super, wie es ist! Außerdem: Dein Opa ist 90 geworden und hat auch nie Sport gemacht.« Oh, Günter …

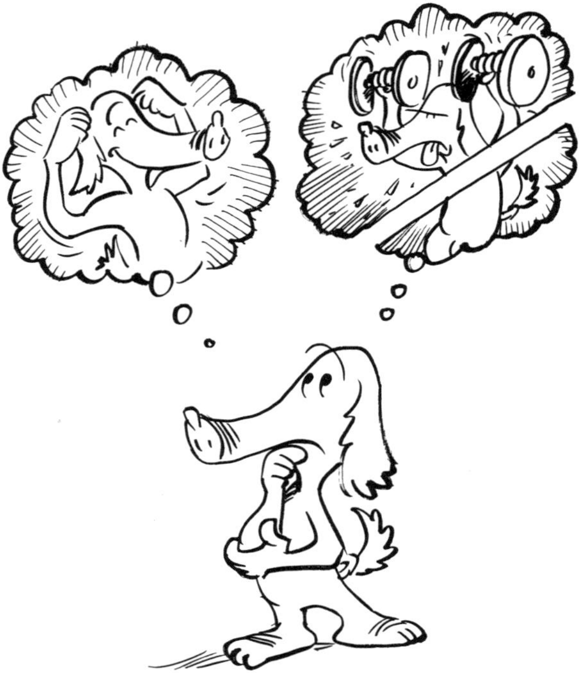

Insgeheim will auch Günter fit und schlank sein.
Er will sich nur nicht dafür anstrengen müssen.

3. Fit und schlank sein? Klar!

Andererseits: Wie wäre es, wenn du von einem Tag auf den anderen – ganz ohne dafür zu trainieren – genug Luft hättest, um zehn Kilometer am Stück zu laufen? Oder die Kraft für lockere 50 Liegestütze? Oder die Vitalität, um von morgens bis abends bei all deinen täglichen Aktivitäten Vollgas geben zu können?

Und wie wäre es, gleichzeitig dabei so rank und schlank zu sein, wie du es dir insgeheim wünschst? »Das wäre natürlich super!«, gibt Günter zu. »Aber das weiß ja jeder, dass das alles nicht wirklich möglich ist – zumindest nicht, ohne hart dafür zu arbeiten.« Und schon wieder hat der faule Günter einen Grund gefunden, untätig zu bleiben …

Schade! Denn solche Fitness ist viel realistischer, als sich innere Schweinehunde vorstellen können. Du musst es nur wollen und du musst wissen, wie es geht – und letztlich tun, was dafür getan werden muss. Und schon bald fühlst du dich, als könntest du Bäume ausreißen. Coole Sache, oder? »Klingt wirklich super!«, gibt Günter zu.

Günter will zwar
Schmerz vermeiden
und Lust erleben,
denkt dabei aber
nur kurzfristig.

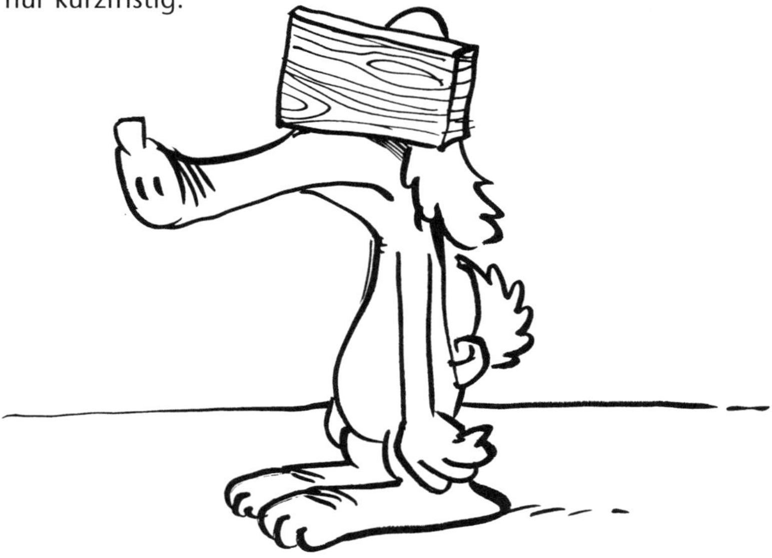

4. Lust-Schmerz-Prinzip

Günter ist also einfach nur zu bequem. Er will zwar fit sein, aber nichts dafür tun müssen. Also ist er lieber unfit und kompensiert diesen Verlust auch noch mit vielen kleinen Extras: Füße hochlegen – wie angenehm. Hier und da eine Schokolade – lecker. Anstrengung und Stress vermeiden – logisch. Und statt Unzufriedenheit gemütliche Resignation – wozu sich selbst fertigmachen?

Dabei folgt dein Schweinehund einem ganz einfachen Prinzip: Er will schlechte Gefühle möglichst vermeiden und schöne erleben. Also weg vom Schmerz, hin zur Lust. Das Problem dabei ist nur, wie Günter gute und schlechte Gefühle definiert: Was hält er für Lust, was für Schmerz? »Ist doch klar! Schmerz ist alles, was unangenehm ist: sich anstrengen, außer Puste kommen, schwitzen, auf etwas verzichten müssen und so weiter. Und Lust ist alles, was schön ist: Faulheit, Ruhe, Genuss, Entspannung ...«

Oje, Günters Perspektive ist nur kurzfristig ausgerichtet! Was langfristig wird, interessiert ihn nicht. Dabei wäre sicher auch Günter lieber zufrieden, stark, ausgeglichen, glücklich und stolz, statt faul, inkonsequent und schlapp. Oder?

Schweinehunde
lieben Gewohnheiten.
Dabei kann man
ihnen alles Mögliche
angewöhnen!

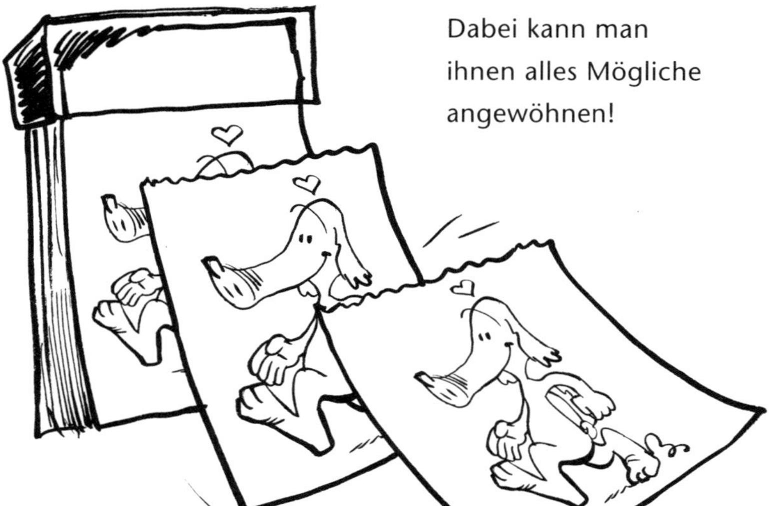

5. Die lieben Gewohnheiten

Drehen wir es mal um: Gibt es nicht auch viele innere Schweinehunde, denen Sport Spaß macht? Die gerne fit und schlank sind? Die ihr Frauchen oder Herrchen mit Sprüchen auf Trab halten? Zum Beispiel motzen sie nach ein paar Tagen Faulheit: »Los, beweg dich endlich mal wieder!« Oder sie knurren beim Anblick von Schokolade: »Willst du etwa aus allen Nähten platzen?« Und was tut das Frauchen oder Herrchen dann? Klar, sie folgen ihren inneren Beratern und schnüren die Sportschuhe oder ignorieren die Schokolade – scheinbar gut gelaunt und mühelos. Warum? Weil innere Schweinehunde Gewohnheitstiere sind. Und anscheinend haben sich längst nicht alle die gleichen Verhaltensweisen angewöhnt ...

Womit wir auch schon bei des Pudels Kern wären – den lieben Gewohnheiten. Schweinehunde tun nichts so gerne wie das, was sie schon immer taten. Denn dann müssen sie nicht so viel darüber nachdenken, was sie stattdessen besser machen könnten. Schließlich gibt es jeden Tag genügend Kleinkram, mit dem sie sich herumschlagen müssen – die tausend lästigen Entscheidungen des Alltags: Was anziehen? Wann einkaufen? Wie mit Ärger umgehen? »Da muss man nicht auch noch sein dauerhaftes Verhalten hinterfragen! Nur keinen Stress, klappt doch alles«, sagt Günter. Routine sei Dank!

Günter imitiert das Verhalten seiner Vorbilder. Welche Fitnessvorbilder hast du?

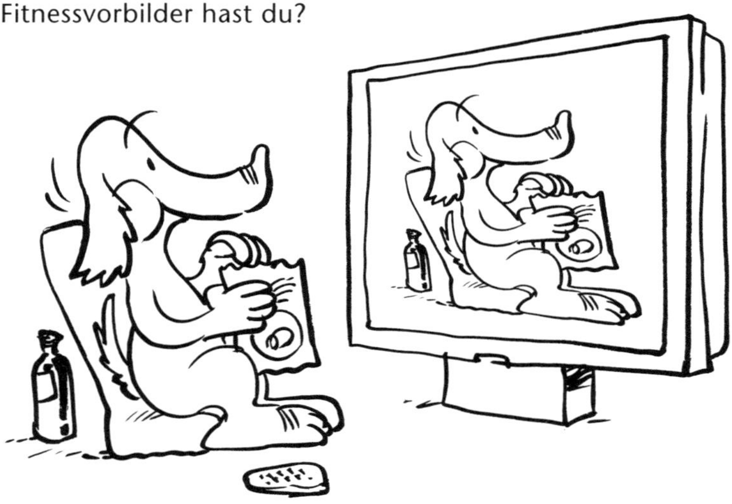

6. Von Vorbildern lernen

Günter folgt also gerne Gewohnheiten. Abweichungen davon mag er nicht. Wie aber sind Günters Gewohnheiten entstanden? Wo hat dein Schweinehund seine Routinen her? Die Antwort ist einfach: Er hat sie mal gelernt. Und zwar zunächst von deinen Vorbildern. »Vorbilder? Wieso Vorbilder?«, fragt der Schweinhund erstaunt. Weil Menschen und Schweinehunde durch Imitation lernen. Sie machen nach, was man ihnen vormacht – und halten es dann für normal. Bei uns fährt man zum Beispiel auf der Straße rechts, in England aber links. Oder bei uns isst man mit Messer und Gabel, in Asien aber mit Stäbchen. Und auch die englischen und chinesischen Schweinehunde finden ihr Verhalten normal! Sie hatten eben andere Vorbilder als wir.

Welche Fitnessvorbilder hattest du früher? Waren in deiner Kindheit alle im Sportverein? Hat dir der Schulsport Spaß gemacht? Hast du im Fernsehen gerne Sportübertragungen geguckt? Dann warst du früher wahrscheinlich an ein sportliches Leben gewöhnt. Super! Aber ist das heute noch genauso? Wie viele deiner Freunde und Kollegen machen immer noch Sport? Welche Familienmitglieder? Und dein Partner oder deine Partnerin? Ach, nur noch wenige? Dann dürfte Günter mittlerweile das schlappe Nichtstun imitieren – und du hältst dich dabei für ganz »normal«. Fitness? Nein, danke!

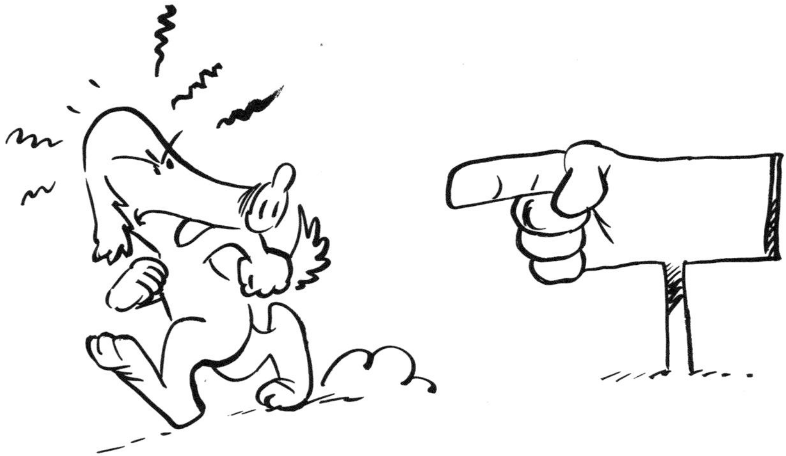

Der Weg zur Fitness ist klar: Man muss sich bewegen – auch wenn es Günter nicht gefällt. Die Belohnung dafür ist ein schönes Leben.

7. Mit Bewegung besser leben

»Fitness, Fitness, Fitness!«, quiekt Günter. »Wozu soll das gut sein? Das Leben ist zu kurz, um es mit Fitnesswahn zu vertrödeln!« Genau darum geht es, Günter: um das Leben. Denn Fitness hat nichts mit Wahn zu tun, sondern mit Gesundheit, Stärke, guter Laune, Selbstvertrauen und Optimismus – lauter schöne Dingen, die das Leben bereichern. Und ein wesentlicher Bestandteil solcher Fitness ist eben nicht die gemütliche Couch nach Feierabend, sondern Bewegung, Bewegung, Bewegung!

»Bewegung? Ich hasse Bewegung!« Schade, denn gerade Bewegung zaubert dir genau das Leben, das du gerne hättest – mit Luft für zehn Kilometer Dauerlauf, Kraft für 50 Liegestützen und Vitalität und Leidenschaft für Vollgas von morgens bis abends! Sie steigert deine Lebensfreude, streichelt deine Seele, gleicht deinen stressigen Alltag aus und hält dich rank und schlank (oder macht dich wieder rank und schlank, wenn du ein wenig aus der Form geraten bist). Sie verbessert deine Herzleistung, deine Sauerstoffversorgung und Durchblutung, stärkt deinen Halteapparat, stabilisiert deine Gelenke, strafft deine Haut, fördert deine Denkleistung und Kreativität und hält dich jung und spritzig.

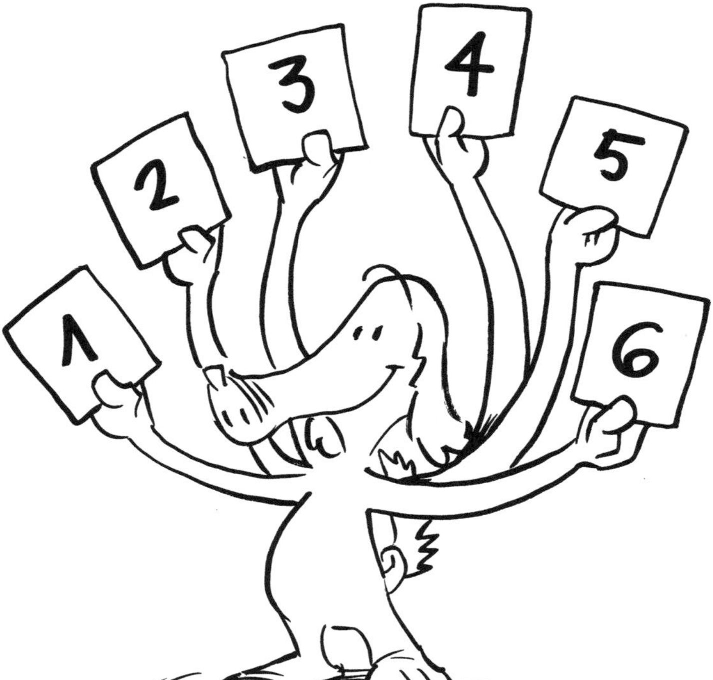

Sechs wichtige Lebensbereiche:
Familie, Umfeld, Job, Geld, Werte und Gesundheit.

8. Sechs wichtige Lebensbereiche

»Quatsch!«, ruft Günter. »Es gibt Wichtigeres im Leben als Sport und Bewegung!« Na ja, genauer gesagt, gibt es sechs wichtige Lebensbereiche: Unsere Familie. Und unser soziales Umfeld. Auch unseren Job und das Geld, das wir verdienen. Und unsere inneren Werte, also die Frage, was uns wirklich wichtig ist. Aber um all diese Lebensbereiche genießen zu können, sollte vor allem der sechste stimmen: unsere Gesundheit! Denn wenn uns der Körper im Stich lässt, können wir noch so eine Bombenbeziehung führen, super Freunde haben, einen Riesenjob machen, Geld wie Heu verdienen und uns dabei selbst verwirklichen, so sehr wir wollen – wenn wir krank sind, haben wir weniger davon.

Außerdem: Sport und Bewegung können sogar gegen Krankheiten helfen! »Jetzt übertreibst du aber!«, zweifelt Günter. Ach ja? Na, Schweinehund, wusstest du schon, dass Sport gegen Bluthochdruck und Diabetes hilft und somit das Herzinfarkt- und Schlaganfallrisiko senkt? Dass er Rückenschmerzen lindert und gegen Bandscheibenvorfälle hilft? Dass er Rheumabeschwerden lindert? Und Gelenkschäden ausgleicht? Und bei Asthma gut tut? Und, und, und?

14 Jahre
länger leben?

Nicht rauchen,
wenig Alkohol,
richtig essen –
und Bewegung!

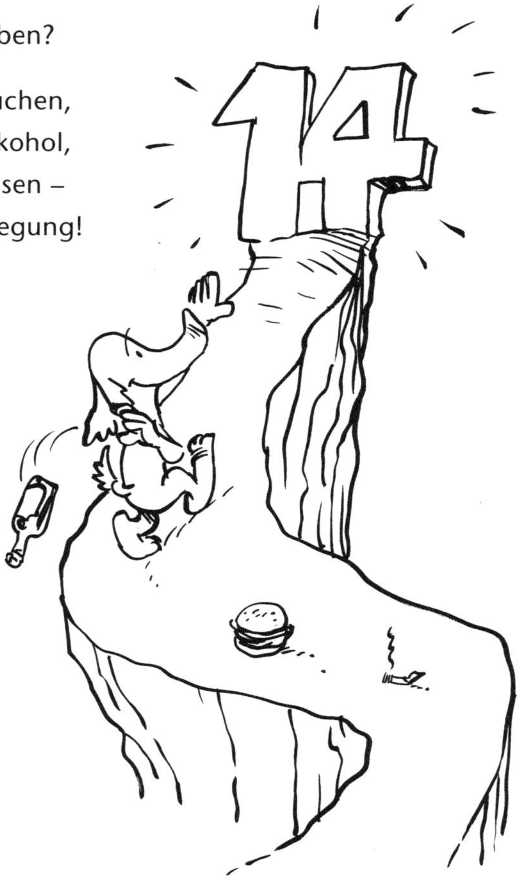

9. Die vier Gesundheitsfaktoren

»Ach was!«, ruft Günter. »Wie gesund man bleibt, hängt doch von den Genen ab!« Klar: Unsere Gene spielen dabei auch ein Rolle – allerdings nur eine begrenzte. Denn besonders wichtig ist unsere Lebensweise. Das zeigt eine berühmte Studie der Universität Cambridge. Dabei untersuchten die Forscher eine Gruppe von 20 000 Menschen, wobei sie für vier bestimmte Gesundheitsverhalten je einen Punkt verteilten: für Nichtrauchen, nur mäßigen Alkoholkonsum, gesunde Ernährung – und eben für Bewegung.

»Aha! Wer also vier Punkte hatte, lebte vermutlich gesünder als jemand mit der Punktzahl drei, zwei, eins oder null?« Genau, Günter. Und dann schaute man nach elf Jahren nach, wie viele der Versuchsteilnehmer mittlerweile gestorben waren. Was zeigte sich? Logo: Die Todeszahlen schnellten in die Höhe, je weniger Gesundheitspunkte die Menschen gesammelt hatten. In genauen Zahlen ausgedrückt: Jeder vierte der »Ungesunden« mit null Punkten war inzwischen gestorben, bei den »Gesunden« mit vier Punkten hingegen nur jeder zwanzigste! Und: Ein Mensch ohne Gesundheitspunkte, also ein zu viel Alkohol trinkender Raucher, der sich ungesund ernährt und nicht ausreichend bewegt, lebt im Schnitt 14 Jahre weniger als ein gesund lebender Mensch!

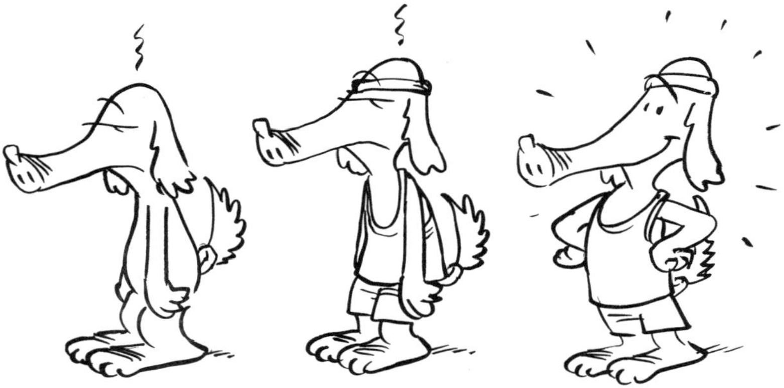

Bist du ein Sportmuffel,
ein verhinderter Sportler oder
ein regelmäßiger Sportler?

10. Welcher Sportlertyp bist du?

»Okay, okay.« Günter wird kleinlaut. »Scheint was dran zu sein am Thema Sport.« Und ob! Zeit also für ein paar wichtige Fragen: Wann warst du zuletzt sportlich aktiv? Bei welchen Gelegenheiten bewegst du dich so richtig? Wann bist du dabei das letzte Mal ins Schwitzen gekommen? Wann warst du das letzte Mal außer Puste? Wann hast du das letzte Mal deine Sportklamotten getragen?

Ach, dein letztes Mal Sport war damals in der Schule? Du vermeidest jegliche körperliche Anstrengung? Dann bist du wohl ein ausgemachter Sportmuffel. Keine Sorge, besser spät als nie! Veränderung ist möglich – auch für dich.

Oder warst du früher ziemlich aktiv, hast deinen Sport aber im Laufe der Jahre zurückgeschraubt, weil so viele andere Dinge wichtiger wurden, wie dein Job, deine Pflichten im Haushalt und so weiter? Gratulation: Verhinderten Sportlern fällt es leicht, wieder ihre alten Gewohnheiten aufzunehmen, weil sich ihre inneren Schweinehunde noch daran erinnern können, wie viel Spaß es gemacht hat.

Oder treibst du längst regelmäßig Sport? Sehr schön, lies trotzdem weiter! Vielleicht lernst du ja noch etwas dazu?

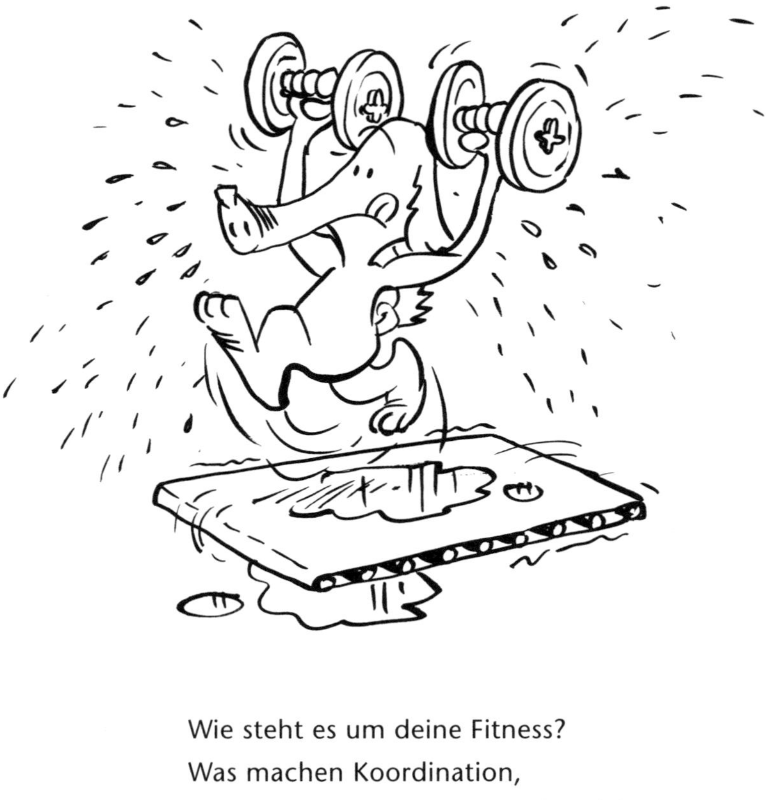

Wie steht es um deine Fitness?
Was machen Koordination,
Beweglichkeit, Ausdauer und Kraft?

11. Auf zum Fitnesstest!

Beginnen wir nun mit einem kleinen Fitnesstest. Wie sieht es zum Beispiel mit deiner Koordinationsfähigkeit aus? Bitte stell dich dafür mal auf nur ein Bein. Geht das mindestens zehn Sekunden lang? Okay, dann schließ dabei nun deine Augen. Du stehst noch? In Ordnung. Aber kannst du das auch, wenn du nur auf deinen vorderen Fußballen und Zehen balancierst – zunächst wieder mit offenen Augen? Wow! Und mit geschlossenen Augen? »Wird langsam schwierig ...« Ach ja?

Und was macht deine Beweglichkeit? Stell dich mal aufrecht hin und versuche dann, mit den Fingern den Boden zu berühren, während deine Knie durchgestreckt bleiben. Na, geht das? Kannst du so auch deine Handflächen auf den Boden legen?

Und deine Ausdauer? Was passiert denn, wenn du einfach mal drauflosläufst? Wie lange schaffst du es, zu joggen, ohne dass dir die Puste ausgeht? Eine Minute vielleicht? Zehn? Oder gar eine ganze Stunde?

Wie sieht es mit deiner Kraft aus? Schaffst du es, deinen Körper mit den Armen zu halten, während du in der Liegestützposition bist? Kannst du ihn auch noch halten, wenn du deine Arme dabei anwinkelst? Oder gleich ein paar richtige Liegestütze machst?

Muskeln sind
das A und O
körperlicher
Fitness.

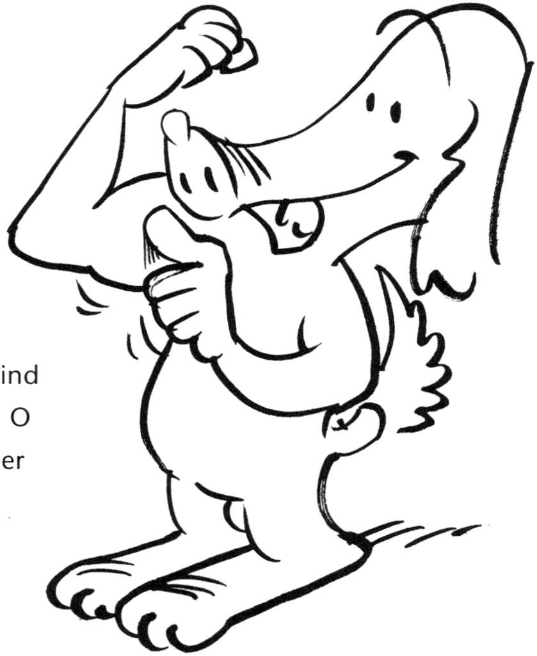

12. Gestatten, Muskeln!

»Schluss jetzt!«, motzt Günter außer Atem. »Viel zu anstrengend!« Wirklich? Aber sicher auch sehr aufschlussreich. Möglicherweise hast du ja Verbesserungspotenzial entdeckt? Zum Beispiel in Sachen Muskulatur. Deren Bedeutung wird nämlich meist unterschätzt. Dabei sind deine Muskeln das A und O der körperlichen Fitness!

Muskeln bewegen deinen Körper, halten ihn straff aufrecht und schleppen so zum Beispiel Getränkekisten. Sie stabilisieren deine Gelenke, schützen dich gegen Stöße und bewahren dich vor Rückenschmerzen. Sie speichern Energie und schütten chemische Signale aus, die deine Fettdepots auflösen. »Ach, Muskeln machen also auch schlank?«, zeigt Günter sich erstaunt. Aber hallo! Je größer der Muskel ist, umso geringer ist dein Unterhautfettgewebe direkt darüber. Und umgekehrt: Je mehr die Schwarte schwabbelt, desto geringer sind deine Muckis darunter. »Bedeutet das, dass ein Sixpack gar nicht so viel mit Diäthalten zu tun hat, sondern mehr mit Muskeltraining?« Genau, Günter. Und es bedeutet, dass auch du dir ein Sixpack modellieren kannst! Mit intensivem Training eben.

Muskeln verbrennen
Fett und stabilisieren
deinen Körper.

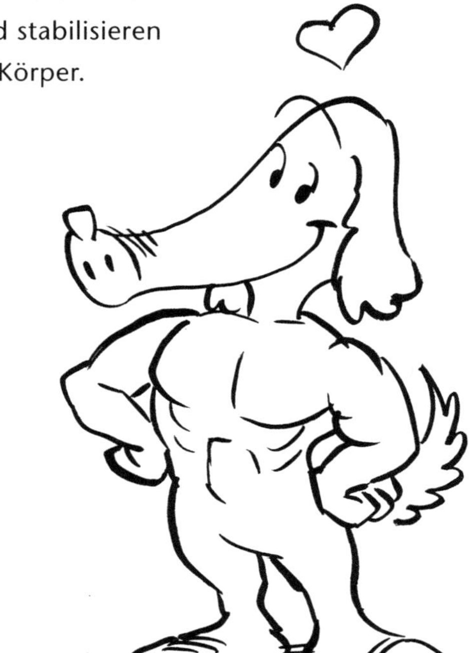

13. Muskeln sind super – Teil 1

»Willst du jetzt etwa einen auf Bodybuilder machen?« Nein, Günter. Aber Muskeltraining ist wichtig, wenn du fit und schlank werden willst. Wenn man Muskeln nämlich nicht trainiert, verschwinden sie. Im Durchschnitt verliert man ab einem Lebensalter von 30 Jahren jedes Jahrzehnt etwa drei Kilogramm Muskelmasse. Schließlich bewegen sich viele immer weniger, je älter sie werden. Leider ist dieser Muskelschwund ein Hauptgrund für Übergewicht. Denn Muskeln verbrauchen Energie. Und je weniger Muskeln du hast, desto weniger Energie verbrauchst du. Was glaubst du wohl, was dein Körper mit all der Energie macht, die er nicht mehr verbrennen kann? »Keine Ahnung ...«, stammelt Günter. »Sie verkaufen?« Scherzkeks! Er verwandelt nicht verbrauchte Energie in Fett um und baut Speckpolster auf. Dumme Sache, was? Deswegen sollte man auch die Muskeln trainieren, wenn man sein Gewicht in den Griff kriegen will. Denn wer genügend Muskeln hat, verbraucht 24 Stunden lang Energie – sogar wenn er sich mal gar nicht anstrengt.

Außerdem schützen starke Muskeln auch vor Knieschäden und Schulterproblemen. Sie mindern Gelenkbeschwerden und ihr Training stärkt die Knochen. Sie vermindern Nackenschmerzen, verbessern die Stimmung und schützen dank sogenannter Interleukine – körpereigener Botenstoffe des Immunsystems – vor Entzündungen und Infektionen.

Muskeltraining hilft gegen
Herzinfarkte, Zuckerkrankheit,
Verdummung und hält jung.

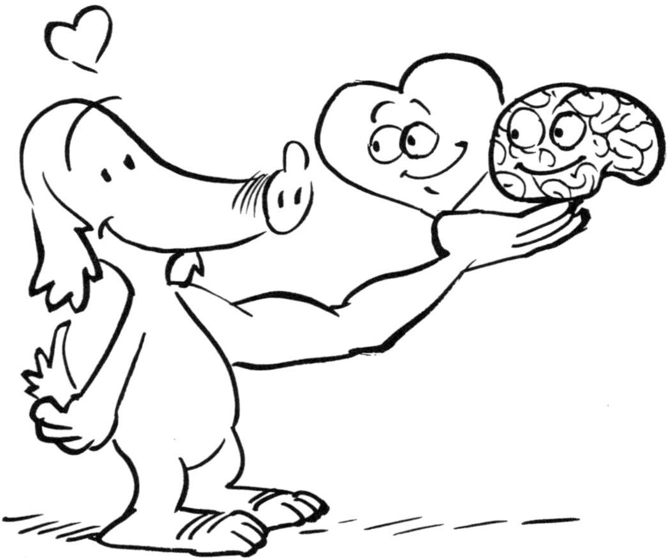

14. Muskeln sind super – Teil 2

Muskeltraining ist aber auch gut bei Herz-Kreislauf-Erkrankungen, denn beim Training entstehen lauter neue Blutgefäße. Deswegen sollen sogar Herzkranke Gewichte stemmen! Auch zu hoher Blutdruck lässt sich so senken. Zudem macht Muskeltraining die Körperzellen gegen das Blutzuckerhormon Insulin empfindlich. Wer seine Muskeln aber verkümmern lässt, macht diese Zellen unempfindlich. Die erworbene Blutzuckerkrankheit beginnt also oft mit viel zu schlaffen Muskeln! Und viele Patienten bräuchten statt Pillen und Spritzen eigentlich nur ein paar Hanteln.

Muskeltraining macht sogar schlau! Muskeln schütten nämlich eine Substanz aus, die das Nervenwachstum fördert und die Denkfähigkeit verbessert. Deswegen sind ältere Sportler geistig auch fitter als Nichtsportler beziehungsweise genauso fit wie junge Leute. Übrigens: Sogar das Alzheimerrisiko sinkt durch Sport – um 30 bis 40 Prozent, wenn man dreimal mindestens 15 Minuten pro Woche Sport macht!

Ach ja: Und schön macht Muskeltraining auch! Denn es produziert Kollagen – und das hält unser Gewebe jung, strafft die Sehnen und unsere Haut. Außerdem verjüngt es die Muskeln selbst.

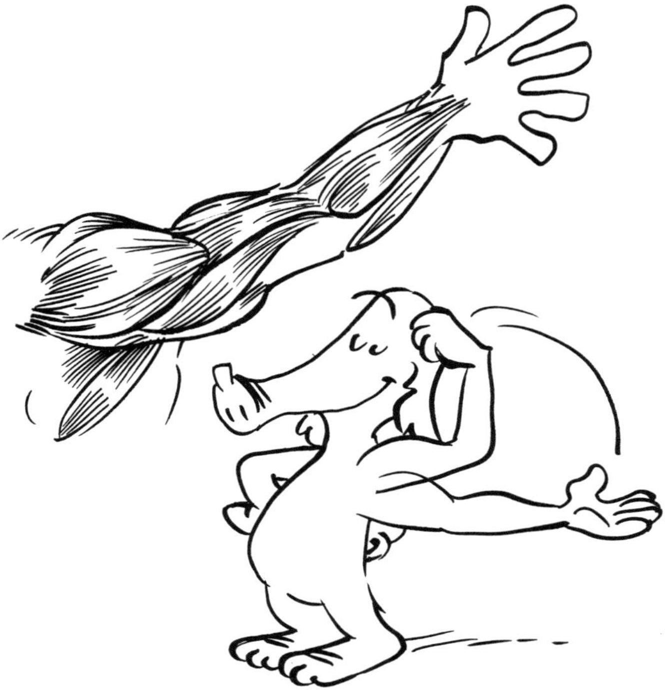

Muskeln bewegen Gelenke.
Der Agonist zieht sich zusammen,
der Antagonist dehnt sich.

15. Muskeln, Sehnen und Gelenke

»Das klingt ja wirklich toll«, stimmt Günter zu. »Muskeltraining ist super und hilft sogar bei etlichen Krankheiten. Aber wie funktioniert so ein Muskel eigentlich?« Nun, unsere Skelettmuskeln bewegen die Knochen unseres Körpers. Die Knochen nämlich geben uns unsere feste Körperstruktur. Ohne Knochen wären wir Menschen nur ein unförmiger Klumpen Fleisch. Also: Die Muskeln gehen an ihrem jeweiligen Ende in Sehnen über. Die Sehne am einen Ende ist im Knochen fest eingewachsen. Und die Sehne am anderen Ende führt über ein Gelenk zum benachbarten Knochen – wie bei einem Scharnier. Dort ist sie ebenfalls eingewachsen. Und wenn sich der Muskel nun zusammenzieht, zieht er damit an den beiden Sehnen, diese ziehen an beiden Knochen und letztlich bewegt sich das Gelenk. Ganz einfach.

»Ich habe mal gehört, dass sich ein Muskel nur zusammenziehen kann und nicht mehr selbstständig ausdehnen. Stimmt das?« Richtig, Günter. Das Dehnen überlassen sie nämlich ihren Nachbarmuskeln, deren Sehnen das Gelenk in die entgegengesetzte Richtung bewegen. Der eine zieht sich zusammen, und streckt dadurch den anderen. Und wenn der sich wiederum zusammenzieht, streckt er den ersten. »Agonist« und »Antagonist« nennt man die Muskeln eines solchen Paares. Und das Zusammenziehen eines Muskels nennt man »Kontraktion«.

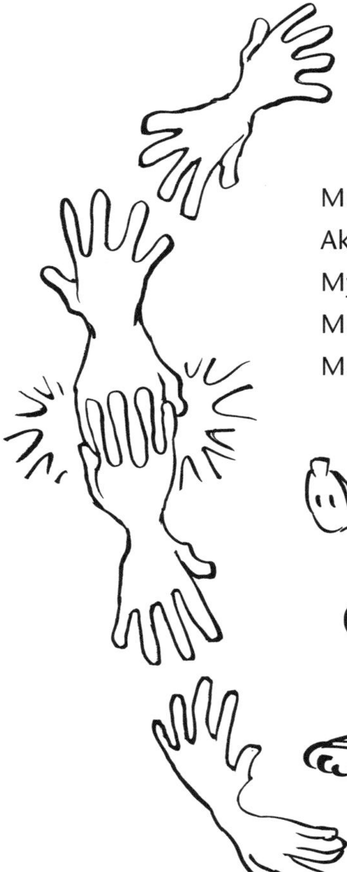

Muskelstruktur:
Aktin + Myosin,
Myofibrille,
Muskelfaser,
Muskel.

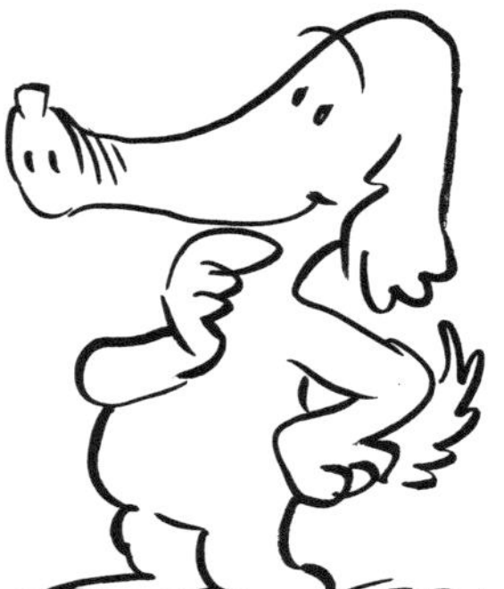

16. Muskelaufbau

»Und wieso kann sich ein Muskel zusammenziehen?« Das liegt an zwei Eiweißstäbchen, die sich in der Muskelzelle bewegen – am Aktin und Myosin. Stell dir beide Stäbchen ungefähr wie die Finger zweier Hände vor, die jeweils in die Räume zwischen den Fingern der anderen Hand gleiten. Wenn der Muskel schlaff ist, überlappen sich die Finger nur ein Stück an den Fingerspitzen. Kontrahiert sich der Muskel aber, also zieht er sich zusammen, dann flutschen die Finger so weit ineinander, bis sie am Handballen anstoßen und stoppen müssen. Der Muskel hat sich zusammengezogen. Erschlaffen kann die Muskelzelle nun erst wieder, wenn der Nachbarmuskel, also der Antagonist, sie wieder auseinanderzieht.

Sehr viele solcher kleinen Aktin- und Myosin-Stäbchen wechseln sich nun ab: Aktin, Myosin, Aktin. Oder Finger rechte Hand, Finger linke Hand und so weiter. Zusammen ergeben sie eine Art langes Kabel, das sich viel weiter zusammenziehen kann als nur ein einziges Händepaar. Dieses Kabel nennt man Myofibrille. Und viele solcher Myofibrillen ergeben eine Muskelfaser. Mehrere solcher Muskelfasern wiederum schließlich den Muskel. Alles klar?

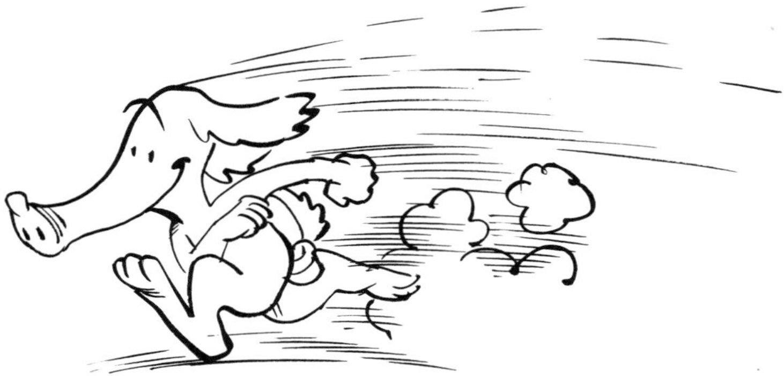

Langsame
Muskelfasern
sind vor allem
ausdauernd,
schnelle hingegen
sehr kräftig.

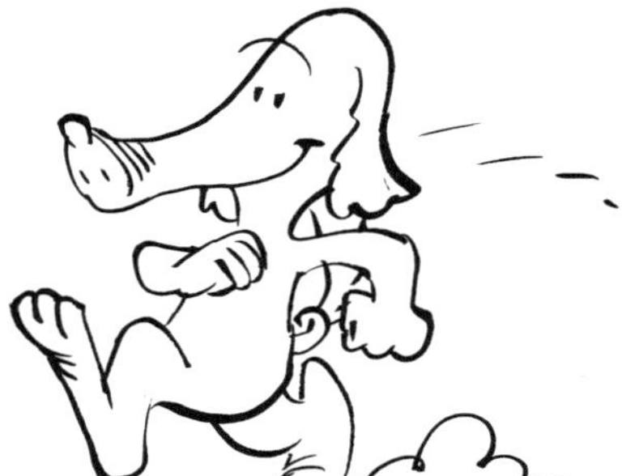

17. Langsame und schnelle Muskelfasern

»Äh, noch nicht ganz!«, grunzt Günter. Okay: Stell dir einen Muskel am besten wie ein dickes Starkstromkabel vor. Unter der äußeren Plastikummantelung – dem Muskel – stecken lauter dünnere Kabel – die Muskelfasern –, in denen wiederum lauter kleine Drähte liegen – die Myofibrillen mit Aktin und Myosin. Jetzt kapiert? »Oh ja!«

Übrigens gibt es von diesen Muskelfasern zwei Arten: nämlich langsame und schnelle. Typ 1 sind die langsamen Muskelfasern – auch ST-Fasern oder »Slow Twitch« genannt. Sie sind relativ dünn, nicht besonders kräftig, aber dafür ziemlich ausdauernd. Das liegt an ihrer guten Durchblutung und der hohen Konzentration des Eiweißes Myoglobin, das den Muskel besonders gut mit Sauerstoff versorgt.

Das Myoglobin gibt den Typ-1-Muskelfasern auch ihre dunkelrote Farbe. Solche Typ-1-Muskeln sind vor allem für Ausdauersportarten geeignet. Die Typ-2-Muskelfasern hingegen kontrahieren sich sehr schnell, weshalb man sie auch FT-Fasern oder »Fast Twitch« nennt. Darüber hinaus sind sie sehr kräftig, aber auch rasch müde. Sie sind schlechter durchblutet, enthalten weniger Myoglobin und sehen etwas heller aus. Sie sind gut für schnelle Sportarten, bei denen man viel Kraft braucht.

Ob man vor allem schnelle oder langsame Muskelfasern hat, ist einerseits eine Frage des Trainings, anderseits aber auch der genetischen Veranlagung.

Glukose + Sauerstoff =

Wasser + Kohlendioxid + ATP =

Bewegung!

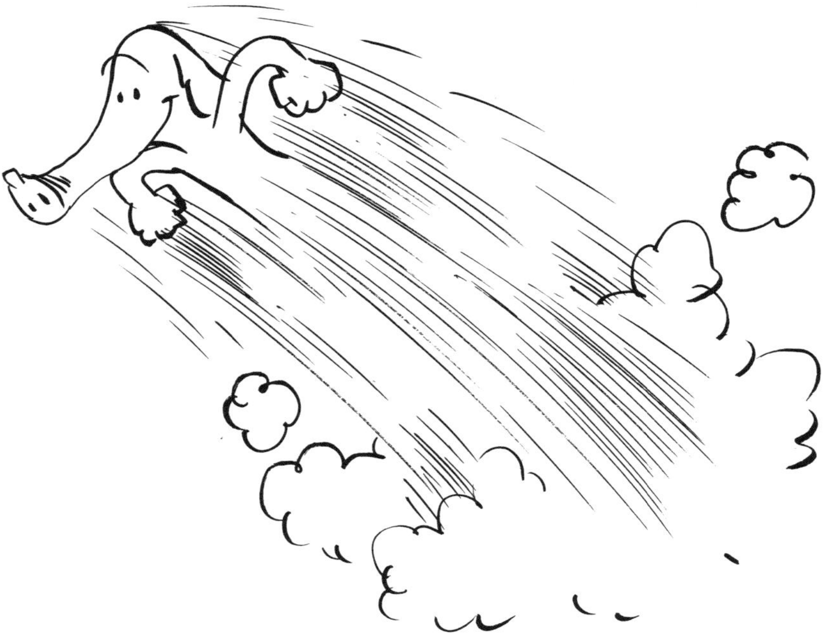

18. Energiegewinnung aus ATP

»Und woher nimmt der Muskel die Energie?«, will Günter wissen. Indem der Körper Glukose und Sauerstoff in Wasser und Kohlendioxid umbaut, damit ATP entsteht. »Versteh ich nicht!«

Also, der Reihe nach: Glukose ist die wissenschaftliche Bezeichnung für Traubenzucker, die Zuckerart, die wir meist aus unserer Nahrung gewinnen. Und Sauerstoff atmen wir ständig ein. In unseren Körperzellen verbindet sich dann beides, und es entstehen Wasser, das unseren Körper feucht hält, und Kohlendioxid, das wir wieder ausatmen. Besonders wichtig ist aber, dass sich dabei ein besonderes Energiemolekül bildet: das sogenannte Adenosintriphosphat oder auch kurz ATP. Genau diesem ATP haben wir es nämlich zu verdanken, dass Aktin und Myosin im Muskel aneinander vorbeigleiten können. Ohne ATP würden sie starr bleiben und wir könnten uns nicht bewegen. ATP stellt also die Energie zur Verfügung, die wir zum Leben brauchen. Deshalb müssen wir auch ständig für Sauerstoff- und Zucker-Nachschub sorgen – damit neben Wasser und Kohlendioxid eben immer auch genügend ATP entstehen kann.

»Dann atmen wir also, um aus dem Sauerstoff ATP zu gewinnen?«, fragt Günter erstaunt. Richtig, schlauer Schweinehund.

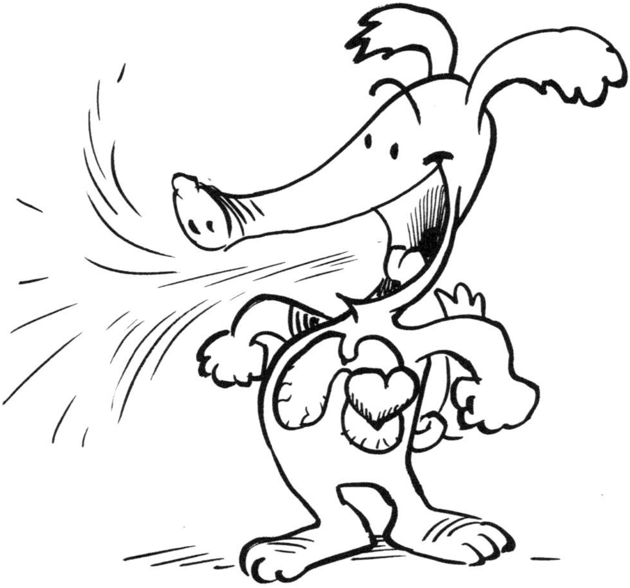

Dank Lunge und
Herz-Kreislauf-System
gelangt Sauerstoff
in die Muskeln.

19. Sauerstoff und das Herz-Kreislauf-System

Durch die Lunge nehmen wir Sauerstoff auf, und dann pumpt das Herz sauerstoffreiches Blut durch Arterien in den Körper hinein. In den Zellen verbindet sich der Sauerstoff dann mit Zucker. Es entstehen Wasser, Kohlendioxid und ATP. Die Muskeln können sich jetzt bewegen. Und das Kohlendioxid transportieren unsere Venen dann zu Herz und Lunge zurück, damit es dort erneut durch Sauerstoff ersetzt werden kann. Das ist das Herz-Kreislauf-System.

»Und was passiert, wenn du dich anstrengst und deine Muskeln mehr arbeiten als im Ruhezustand?« Ganz klar: Dann brauchst du auch mehr Energie, also mehr ATP und Sauerstoff. Deswegen musst du ja auch so schnaufen, wenn es anstrengend wird. Auch dein Herz pumpt dann schneller. Durch den erhöhten Energiebedarf will die Lunge nämlich mehr Sauerstoff aufnehmen. Und dein Herz will ihn mit dem Blut besser in die Muskeln transportieren. So steigt der Puls, also die Anzahl deiner Herzschläge pro Minute, und damit steigt auch deine Leistungsfähigkeit – denn der Muskel bekommt nun mehr Sauerstoff und somit auch mehr ATP. »Aha!«, kombiniert Günter. »Und wenn man viel trainiert, wird das Herz mit der Zeit größer. So kann es nämlich noch viel mehr Blut und Sauerstoff in den Muskel pumpen.« Richtig. Es entsteht ein großes Sportlerherz. Das braucht nun im Ruhezustand nicht mehr so oft zu schlagen wie vorher. Der sogenannte Ruhepuls sinkt.

Traubenzucker
versorgt
besonders schnell
mit Energie.
Aber es gibt
auch andere
Kohlenhydrate.

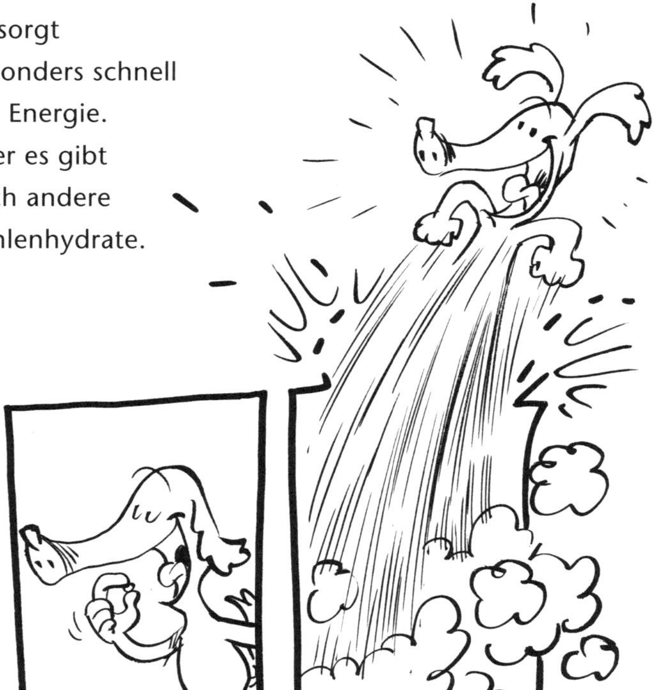

20. Zucker bringen Energie

»Die Muskeln brauchen doch aber auch Zucker, damit sie funktionieren?«, fragt Günter. Richtig, und zwar die schon erwähnte Zuckerart Glukose, den Traubenzucker. »Essen Sportler deswegen immer Traubenzucker?« Jawohl: Wer beim Sport Traubenzucker isst, stellt seinen Muskelzellen besonders schnelle Energie zur Verfügung.

»Aber Moment mal! Gibt es denn mehrere Zuckerarten?« Ja. Wir sprechen von sogenannten Kohlenhydraten. Sie bestehen alle aus Zuckermolekülen – kleine Kohlenhydrate aus einzelnen und große aus langen Ketten von mehreren Zuckermolekülen. Kleine Kohlenhydrate sind etwa der Traubenzucker (Glukose), der Fruchtzucker (Fructose), der Rohrzucker (Saccharose) oder der Milchzucker (Laktose). Solche kleinen Zucker schmecken süß und kommen beispielsweise in Obst, Honig und den meisten Süßigkeiten vor. Ein großes – sogenanntes komplexes – Kohlenhydrat hingegen, das sich aus langen Zuckermolekülketten zusammensetzt, ist die Stärke. Sie findet man in Kartoffeln, Mehl, Reis oder Nudeln.

Der Körper speichert Kohlenhydrate in Form von Glykogen in Muskel und Leber.

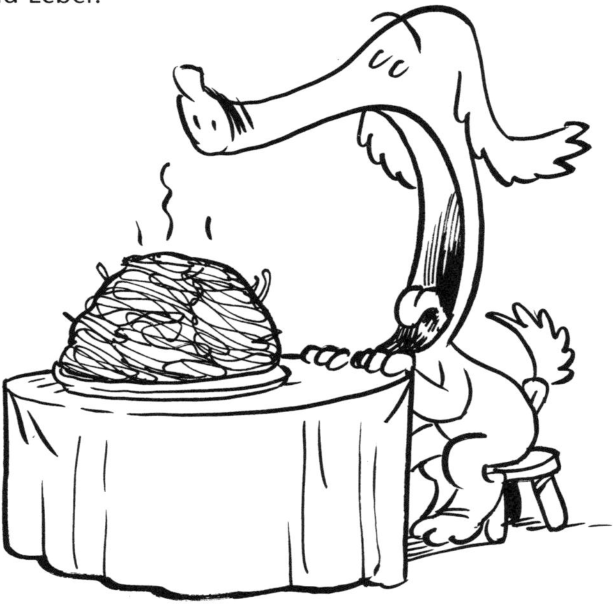

21. Kohlenhydrate

»Aha!«, freut sich Günter. »Deswegen essen Sportler vor Wettkämpfen also immer so viele Nudeln? Damit sie besonders viele Kohlenhydrate zur Glukosegewinnung zur Verfügung haben!« Ein kluger Schweinehund! Unser Körper kann nämlich eine gewisse Menge an Kohlenhydraten in Leber und Muskulatur speichern und dann punktgenau mobilisieren, sobald sie gebraucht werden. Also füllen Sportler rechtzeitig ihre Kohlenhydratspeicher auf, bevor es ins Stadion geht.

Gespeichert werden Kohlenhydrate – übrigens ähnlich wie bei der Stärke – in langen Zuckermolekülketten, dem sogenannten Glykogen. Und zur ATP-Gewinnung werden die Ketten dann wieder kleingeschnitten. Damit die praktischen Glukosestückchen entstehen können.

»Ui!«, sorgt sich Günter. »Wirst du da nicht dick, wenn du so viele Zucker isst?« Klar, wenn du mehr Kohlenhydrate zu dir nimmst, als du Energie verbrauchst, sind die Glykogenspeicher überfüllt. Dann baut dein Körper den Zucker in Fett um und du wirst dick. Hast du aber viele Muskeln und genügend Bewegung, darfst du beim Essen ruhig zulangen – und du bleibst (oder wirst) schlank. Alles hängt also von zwei Variablen ab: Wie viele Muskeln du hast. Und wie viel Energie du verbrauchst.

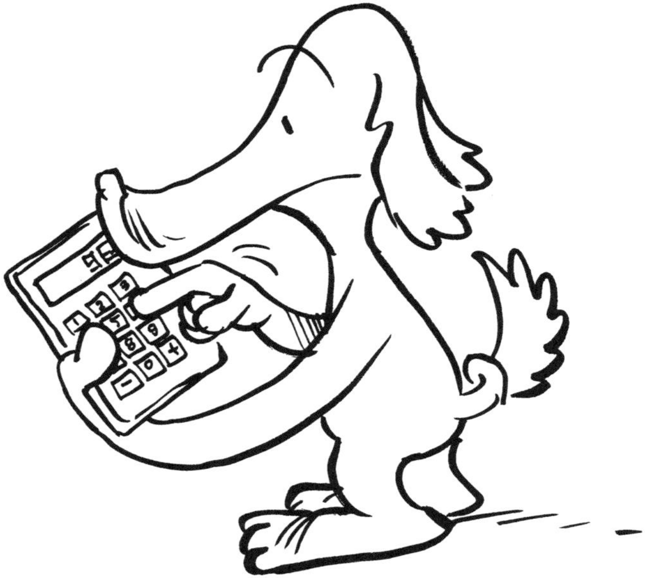

Grundumsatz (kcal) =
Gewicht (kg) x 24 x 0,9 (Frauen)
beziehungsweise
Gewicht (kg) x 24 x 1,0 (Männer)

22. Grundumsatz und Kalorien

Die Energiemenge, die unser Körper im Ruhezustand verbraucht, nennt man übrigens »Grundumsatz«. Deinen Grundumsatz kannst du ausrechnen: Multipliziere dazu dein Körpergewicht in Kilogramm erst mit 24 und dann mit 0,9, wenn du eine Frau bist, beziehungsweise mit 1,0, wenn du ein Mann bist. Noch einmal: Grundumsatz bei Frauen = Gewicht x 24 x 0,9. Und Grundumsatz bei Männern = Gewicht x 24 x 1,0. Falls du also weiblich und 70 Kilogramm schwer bist, hast du einen Grundumsatz von 70 x 24 x 0,9 = 1512 Kalorien. Alles klar?

»Und was sind Kalorien?«, will Günter wissen. »Kalorien« sind eine Maßeinheit für Energie. Eine Kalorie ist die Menge Energie, die man braucht, um ein Gramm Wasser um genau ein Grad Celsius zu erwärmen. Nun, eigentlich heißen sie ja »Kilokalorien«, aber die meisten sagen einfach nur »Kalorien« dazu. Also: Wirf mal einen Blick auf Lebensmittelverpackungen! Dort steht meist drauf, wie viele Kalorien – abgekürzt mit »kcal« – das jeweilige Lebensmittel enthält, also wie viel Energie es liefert. Diese Energie nennt man dann den »Brennwert«. Wer übrigens täglich 100 Kalorien zu viel isst, nimmt in einem Jahr sieben Kilo zu. Und wer 7000 Kalorien einspart, nimmt ein Kilo ab.

Leistungsumsatz = Grundumsatz
x 0,2 beim Faulsein,

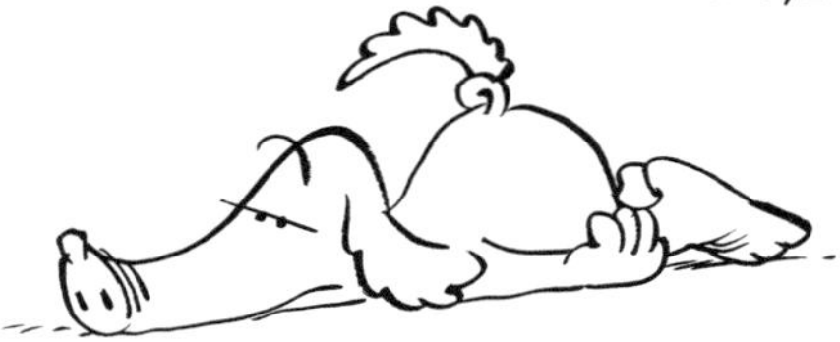

x 0,3 bei leichter
Bewegung,

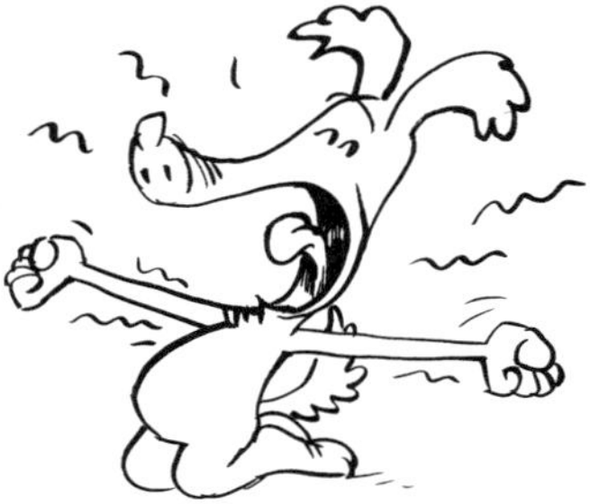

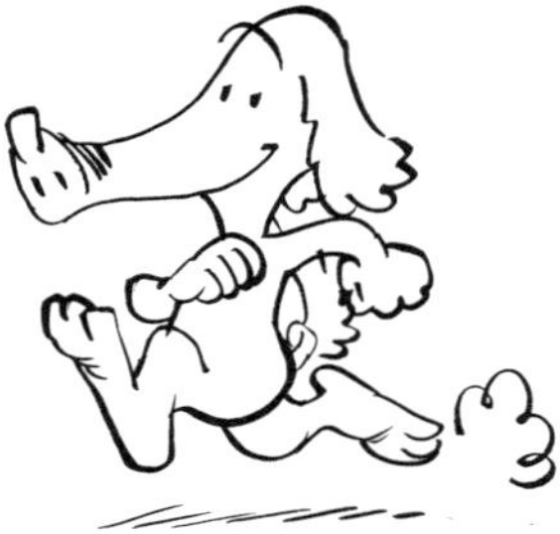

x 0,4 bei flotter Bewegung
beziehungsweise

x 0,5 beim Schuften.

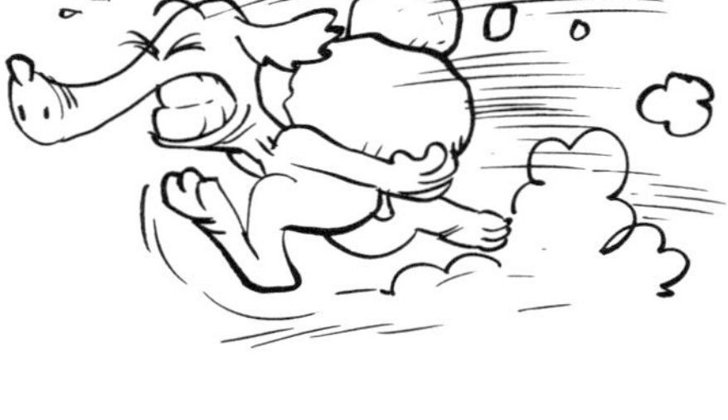

23. Der Leistungsumsatz

Besonders viel Energie verbrauchen unsere Muskeln, wenn sie viel zu tun haben, wie etwa beim Sport oder bei körperlicher Arbeit. Faulenzen wir jedoch oder sitzen hauptsächlich an Schreibtisch und Fernseher herum, ruhen sich unsere Muskeln aus, und wir verbrauchen nur wenig Energie. Um also zu erfahren, wie viel Energie wir täglich verbrennen, müssen wir neben dem Grundumsatz auch berücksichtigen, wie viel unsere Muskeln leisten. Das nennt man dann den »Leistungsumsatz«.

Der Leistungsumsatz ist die Kalorienmenge, die wir zusätzlich zum Grundumsatz verbrauchen. Wir berechnen ihn, indem wir unseren Grundumsatz mit 0,2, 0,3, 0,4 oder 0,5 multiplizieren – je nachdem, ob wir uns fast gar nicht, ein wenig, viel oder sehr viel bewegen. Wenn sich also ein Mann mit 1800 Kalorien Grundumsatz den ganzen Tag kaum bewegt, kommt er auf einen Leistungsumsatz von 0,2 x 1800 kcal = 360 kcal. Wenn er allerdings den ganzen Tag Möbel schleppt und abends noch ins Fitnessstudio geht, kommt er auf 0,5 x 1800 kcal = 900 kcal. Okay?

Gesamt-Energieverbrauch =
Grundumsatz + Leistungsumsatz + 0,1 x
(Grundumsatz + Leistungsumsatz)

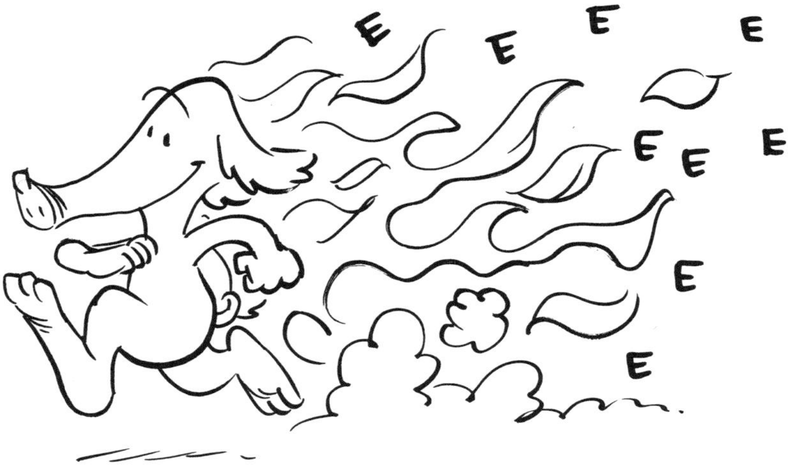

24. Der Energieverbrauch

Neben dem Grund- und Leistungsumsatz verbrauchen wir auch durchs Essen und Verdauen Energie, denn auch unsere Darmmuskeln müssen sich ja bewegen. Diese Energie beträgt etwa ein Zehntel von Grund- und Leistungsumsatz. Wenn wir also zum Grundumsatz den Leistungsumsatz addieren und von der Summe noch mal zehn Prozent dazuzählen, erhalten wir unseren täglichen Energieverbrauch.

Also angenommen, der oben beschriebene Mann hat einen Grundumsatz von 1800 Kalorien und einen Leistungsumsatz von 900 Kalorien, dann verbraucht er schon mal 1800 + 900 = 2700 Kalorien. Zehn Prozent davon sind 270 (also 0,1 x 2700 = 270). Somit hat er einen täglichen Energieverbrauch von 2700 + 270 = 2970 Kalorien. Eine Frau hingegen mit 1500 Kalorien Grundumsatz und einem Leitungsumsatz von 300 Kalorien kommt auf einen täglichen Energieverbrauch von 1500 + 300 + (1500 + 300) x 0,1 = 1980 Kalorien. Sie braucht also fast 1000 Kalorien weniger als der zuvor beschriebene Mann, weil sie weniger wiegt und sich weniger bewegt.

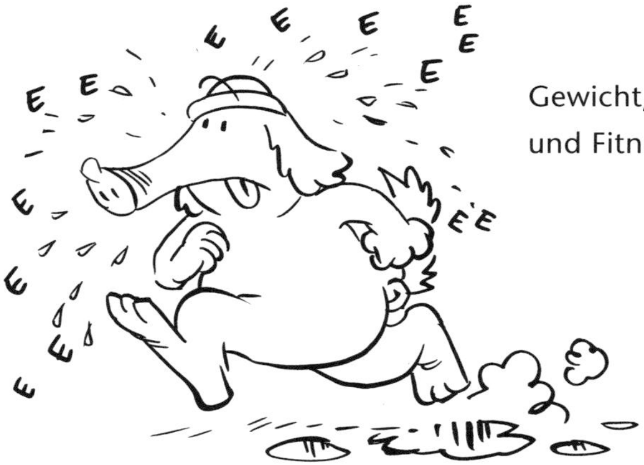

Gewicht, Intensität
und Fitnesszustand …

… beeinflussen den
Energieverbrauch bei
Bewegung.

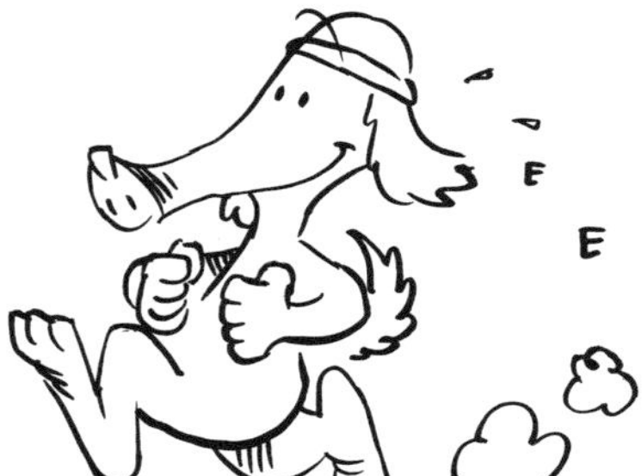

25. Gewicht, Intensität und Fitness

»Jetzt reicht es aber mit der Rechnerei!«, motzt Günter. »Wofür soll das gut sein?« Nun, diese paar Rechnungen machen dir bewusst, wie viel – oder wie wenig – Energie du eigentlich benötigst. Denn Essen und Trinken sind für deinen Körper so ähnlich wie für ein Auto das Tanken: Benzin auffüllen, Benzin verbrauchen, Benzin wieder nachfüllen. Also: Energie rein, Energie raus, Energie wieder rein. Oder eben: Essen, bewegen und wieder essen – Tag für Tag, dein ganzes Leben lang.

Natürlich ist der Energieverbrauch von Bewegung zu Bewegung unterschiedlich. Was den Energieverbrauch dabei beeinflusst, sind dein Gewicht, die Bewegungsintensität und dein Fitnesszustand. Zum Beispiel braucht ein 100-Kilo-Mann wenn er die Treppe hochläuft mehr Energie als jemand, der nur 70 Kilo wiegt. Schließlich müssen ganze 30 Kilo mehr in Bewegung gesetzt werden. Oder wer eine halbe Stunde joggt, verbraucht logischerweise mehr Energie als jemand, der eine halbe Stunde nur spazieren geht. Klar: Das Joggen ist intensiver. Wenn aber ein geübter Sportler die gleiche Belastung absolviert wie ein Nichtsportler, verbraucht er dank Fitness und Übung weniger Kalorien. So kommt etwa ein Profi-Schwimmer wesentlich einfacher in einer bestimmten Zeit zum Ziel als ein Nichtsportler, der sich für dasselbe Ergebnis viel mehr anstrengen muss.

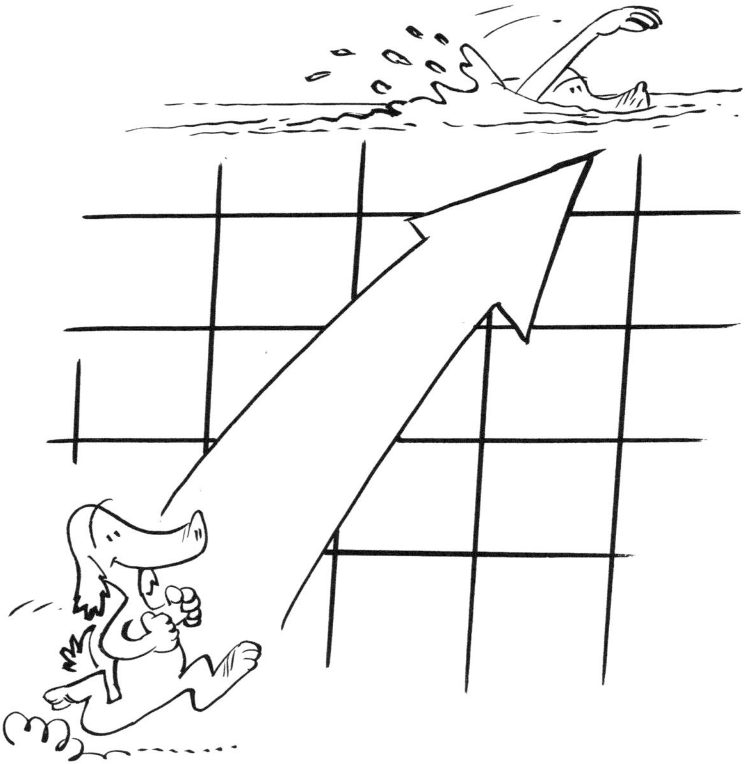

1 MET = 1 kcal x kg x h

26. Das Metabolische Äquivalent

»Verstehe«, sagt Günter. »Aber noch einmal zurück zur Bewegungsintensität: Wie kann man denn bestimmen, wie intensiv verschiedene Bewegungen sind?« Mit dem »Metabolischen Äquivalent« – oder auch kurz »MET« genannt. Das gibt nämlich ungefähr an, um wie viel der Grundumsatz durch eine bestimmte körperliche Aktivität in einem bestimmten Zeitraum gesteigert ist. So kann man verschiedene Aktivitäten direkt miteinander vergleichen. »Hat das was mit Mett zu tun? Lecker!« Oh, Günter ...

Für 1 MET benötigt man 1 Kalorie pro Kilogramm Körpergewicht pro Stunde – was in etwa dem Energieumsatz im Ruhezustand entspricht. Ein Beispiel: Wer den ganzen Tag am Schreibtisch sitzt, verbraucht dabei nur 1 MET. Ein 100-Kilo-Mann hätte so in 24 Stunden 1 x 100 x 24 = 2400 Kalorien verbraucht, ein 70-Kilo-Mann hingegen nur 1 x 70 x 24 = 1680 Kalorien. Wären dabei beide aber locker durchs Büro spaziert, hätten sie 2 MET benötigt, und der Kalorienverbrauch hätte sich während der Bewegung jeweils verdoppelt. Für das Gehen mit einer Geschwindigkeit von 5 Stundenkilometer braucht man 3 MET, für aktive Hausarbeit bis zu 5 MET, fürs Rasenmähen 6 MET, fürs Joggen 6 bis 8 MET, Fahrradfahren verbraucht 6 bis 10 MET und schnelles Schwimmen bis zu 11 MET. Also: Je mehr Anstrengung, desto mehr MET. Und desto höher der Energieverbrauch.

Anaerobe Energie:
kürzere Dauer, hohe Leistung.

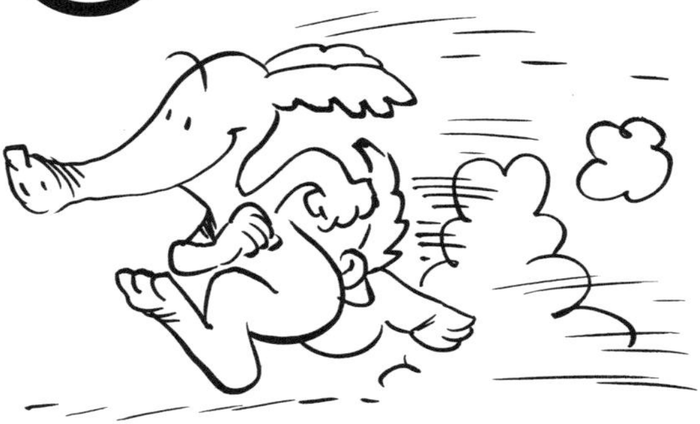

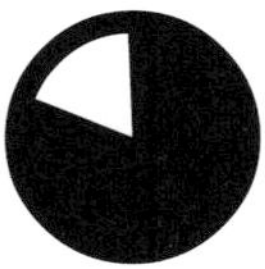

Aerobe Energie:
lange Dauer, geringe Leistung.

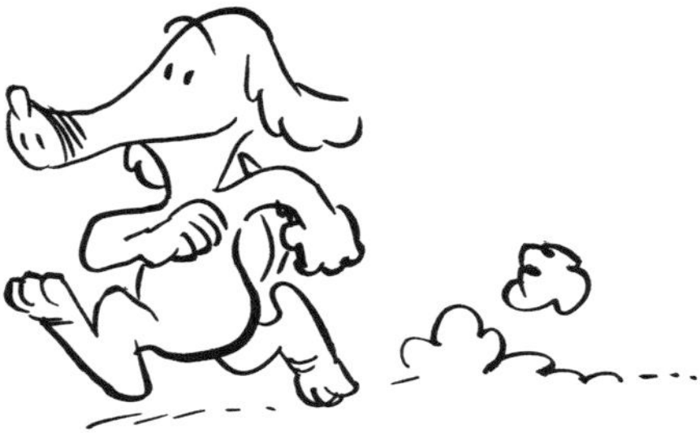

27. Verschiedene Arten der Energiegewinnung

»Toll!«, freut sich Günter. »Und je anstrengender die Bewegung, desto mehr Fett nimmt man ab!« Na ja, nicht ganz. Um nämlich den Fettstoffwechsel zu aktivieren, solltest du vor allem aerob trainieren. »Wie bitte? Was soll denn ›aerob‹ heißen?« Ganz einfach: Im Wesentlichen gibt es zwei Möglichkeiten, wie Muskeln Energie gewinnen können – die aerobe und die anaerobe. Nur bei der aeroben Belastung verbrennt der Körper Fette, wobei er viel Sauerstoff benötigt – daher »aerob«. Solche Belastungen dauern längere Zeit an, sind weniger intensiv und eher gleichmäßig, wie etwa beim Fahrradfahren, Schwimmen oder Laufen. Bei der anaeroben Energiegewinnung hingegen verbrennt man nur Zucker, wobei allerdings kaum Sauerstoff benötigt wird – eben »anaerob«. Solche Belastungen dauern meist nur kurz an, sind dafür aber sehr intensiv, wie etwa beim Sprinten oder Bergzeitfahren. Fette werden dabei nicht verbrannt.

Aber der Reihe nach: Denn eigentlich brauchen beide Prozesse eine Weile, um überhaupt in Schwung zu kommen. Daher gewinnt der Muskel seine Energie zunächst dadurch, dass er verbrauchtes ATP wiederherstellt, sodass es noch mal verwendet werden kann. Eine Art Energierecycling sozusagen.

Anaerobe Glykolyse:
Glukose wird zu Laktat.
Eine »Stück« Glukose
ergibt dabei zwei ATP.

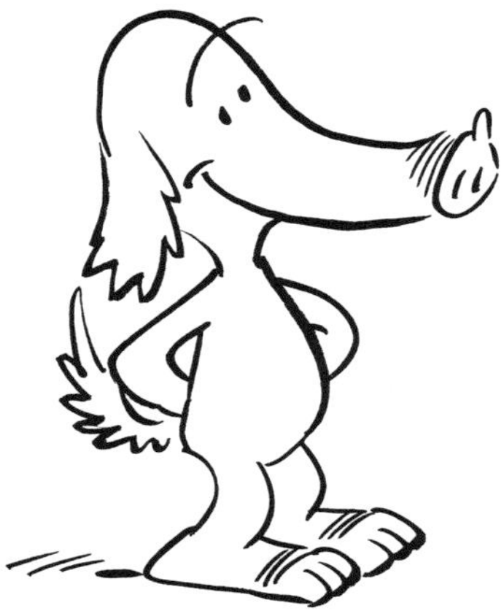

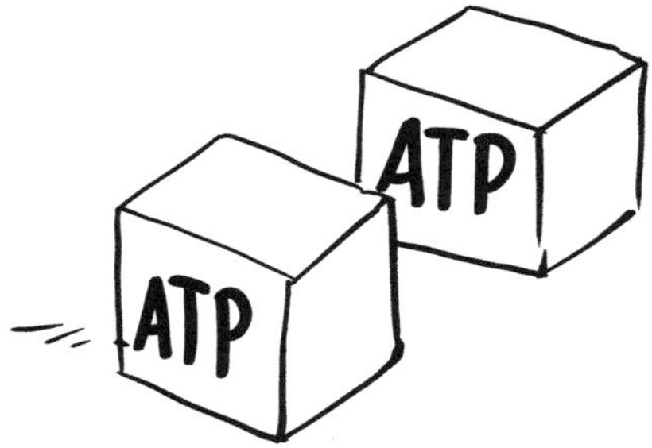

28. Anaerobe Glykolyse

»Aber wie geht das denn?«, fragt Günter erstaunt. Wenn du es genau wissen willst: ATP wird nach der Muskelkontraktion zu ADP, dem Adenosindiphosphat. Das Adenosin besitzt nun statt der vorherigen drei nur noch zwei Phosphatteilchen. Und dank des sogenannten Kreatinphosphats sowie des Enzyms Kreatinkinase kriegt es wieder ein Phosphat dazu gebastelt. Nun ist es wieder ATP – reine Energie also. »Aha ...«

Nicht so wichtig, denn nach ein paar Sekunden Belastung ist sowieso alles Kreatinphosphat im Muskel wieder aufgebraucht. Nun muss Zucker her. Einerseits wird dazu Glukose-Blutzucker in die Zellen geholt, was ebenfalls recht schnell geht. Andererseits werden die gespeicherten Zuckerketten in Muskeln und Leber kleingeschnippelt, was ein wenig länger dauert. »Du meinst dieses Glykogen?« Richtig, Günter!

Etwa 30 Sekunden nach Belastungsanfang beginnt nun also die sogenannte anaerobe Glykolyse, die Energiegewinnung aus Glukose ohne Sauerstoff. Dabei wird die Glukose, also der Zucker, in Milchsäure verwandelt, in sogenanntes Laktat. »Und warum?«, will Günter wissen. Na, weil dabei ATP entsteht! Und zwar genau zwei ATP pro »Stückchen« Zucker.

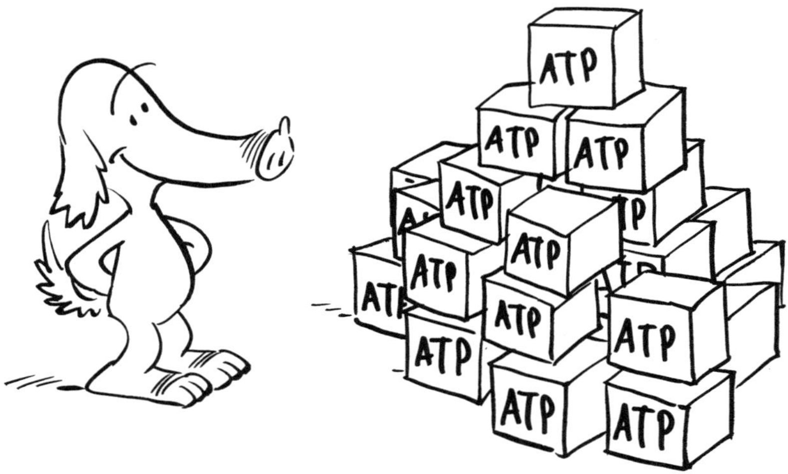

Aerobe Glykolyse:
Ein »Stück« Glukose ergibt
dank Sauerstoff 36 ATP!

29. Aerobe Glykolyse

»Super!«, freut sich Günter. »Dann können wir uns ja das Schnaufen sparen, wenn wir gar keinen Sauerstoff brauchen!« Falsch: Wenn die Belastung nämlich für längere Zeit zu intensiv ist und dadurch nur anaerob Energie gewonnen wird, sammelt sich dabei so viel Laktat an, dass dein Blut sauer wird. Dann werden die Muskeln zu müde, um zu arbeiten – und du hast plötzlich keine Kraft mehr.

Wenn die Belastung aber nicht ganz so intensiv ist, beginnt nach etwa einer Minute die aerobe Glykolyse. Nun erst verwandelt die Muskelzelle Sauerstoff und Zucker in Wasser, Kohlendioxid und ATP. Dabei entstehen übrigens aus einem »Stückchen« Zucker ganze 36 ATP! Viel mehr also als vorher. Und deshalb reicht auch unsere Kraft für viel längere Zeit, wenn wir beim Sport ordentlich Luft holen. Nach ein paar Minuten gleichmäßiger Belastung haben wir nämlich einen Zustand erreicht, in dem wir sehr lange leistungsfähig sind. »Steady State« nennt man den übrigens.

»Und wie lange sind wir leistungsfähig?«, will Günter wissen. Das hängt von unseren Speichern ab. Zunächst werden nämlich vor allem die Glykogenspeicher leergeräumt. Außerdem beginnt unser Körper nun vermehrt, das energiereiche Fett abzubauen. Denn aus den darin enthaltenen Fettsäuren lassen sich ganz viele Glukosestückchen basteln.

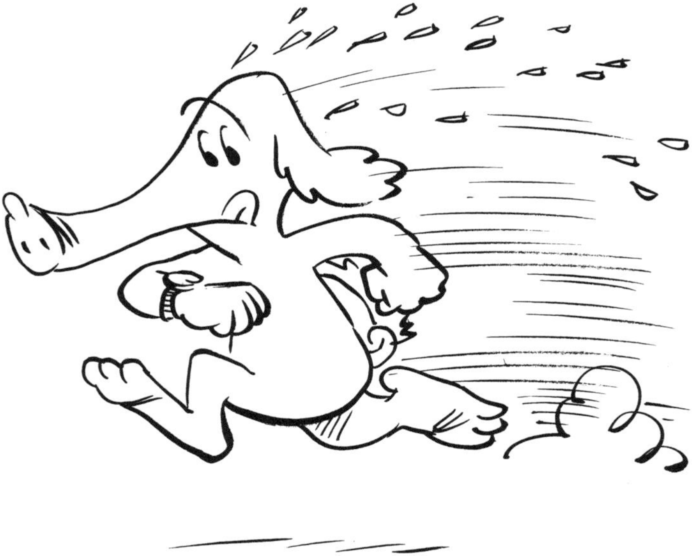

Die Fettverbrennung beginnt bei Untrainierten erst nach 20 Bewegungsminuten.

30. Fett weg durch Sport?

»Aha, der Fettstoffwechsel beginnt also erst nach einer ganzen Weile?« Richtig, Günter: Genauer gesagt, erst nach 20 bis 30 Minuten. »Aber das bedeutet ja, dass man vorher gar kein Fett verliert! Dann lasse ich es bleiben mit dem Sport – länger als 20 Minuten habe ich eh keine Lust.« Falsch: Ein bisschen Fett verbrennst du auch schon vorher. Außerdem kannst du die Fettverbrennung gezielt trainieren, indem du die richtige Belastung wählst. Dazu später mehr. Und: Sport macht Muskeln – und Muskeln verbrennen Fett. Sogar in Ruhe, ohne Bewegung ...

Wenn du weniger Schwabbelspeck mit dir herumschleppen möchtest, gibt es dafür ein paar einfache Regeln:
Iss nicht mehr Kalorien, als du wirklich benötigst! Sonst speichert dein Körper den Überschuss als Fett ab. Iss insbesondere nur wenig Zucker und Fett! Iss vor allem keine Süßigkeiten – sie wandern besonders leicht auf die Hüften! Und Vorsicht bei »schlechten« Fetten wie Frittierfett, Schwarten oder Rahmjoghurts – sie machen krank und dick! Viel besser sind »gute« Fette, wie sie in Nüssen, Fisch oder Rapsöl enthalten sind. Und beweg dich so viel, dass du dir zwischenzeitliches Schlemmen und Naschen auch mal erlauben kannst! Ständiges Sitzen und Faulheit? Nein, danke! Sport ist angesagt!

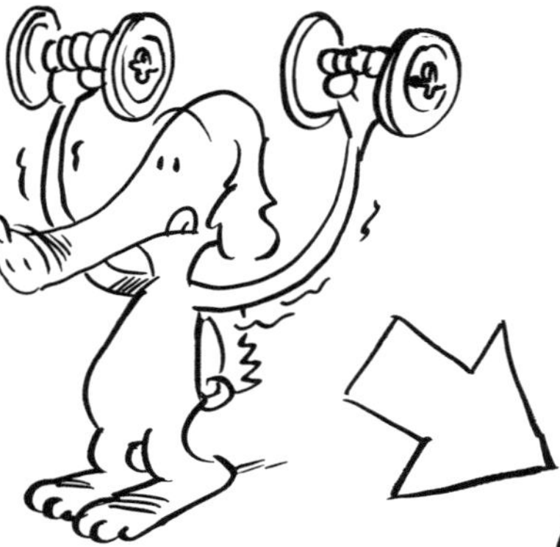

Der Körper passt
sich an regelmäßige
Anforderungen an …

… auch an Sport
durch bessere Fitness.

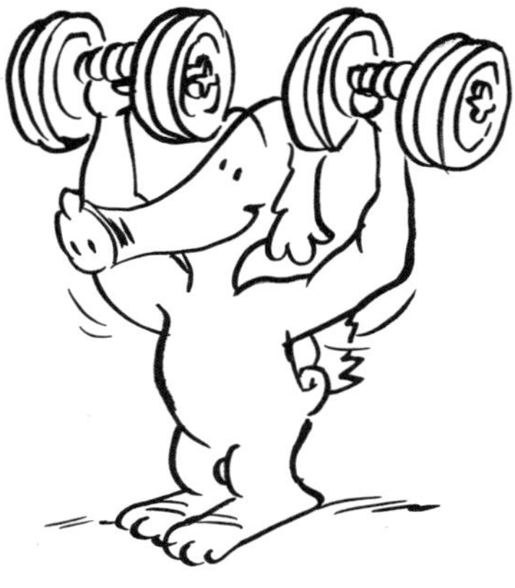

31. Training – nein, danke?

»Sport, Sport, Sport ...«, raunzt Günter. »Wäre schön, wenn der nicht so anstrengend wäre!« Ach, Sport findest du anstrengend? Mensch, Günter! Das kommt doch gerade von zu wenig Bewegung! »Kapiere ich nicht. Wenn man sich zu viel bewegt, ist man platt. Wie soll es da helfen, sich mehr zu bewegen?« Indem sich der Körper an steigende Belastung anpasst – durch Training. Denn besser trainiert bist du bald nicht mehr so schnell erschöpft. »Also ständig ackern bis zum Umfallen und hoffen, dass es irgendwann besser wird? Nein, danke! Viel zu viel Stress ...« Lieber Günter, du sollst natürlich nicht hart trainieren, sondern schlau! Denn dadurch verbessern sich deine Leistungen bald fast wie von selbst.

Eigentlich ist klar, warum: Der Körper passt sich an genau die Belastung an, die regelmäßig von ihm verlangt wird. Wer viel barfuß läuft, bekommt eine Hornhaut an den Füßen. Wer viel Mathe übt, trainiert seine Gehirnzellen, sodass sie bald in Windeseile Rechenergebnisse ausspucken. Und wer eben regelmäßig Sport treibt, verbessert seine Fitness – und zwar indem sich sein ganzer Körper an den Sport anpasst: das Herz-Kreislauf-System, die Muskulatur, die Beweglichkeit, Kraft, Schnelligkeit und Ausdauer oder die Fähigkeit, sich innerhalb kürzester Zeit wieder zu erholen. Training sei Dank!

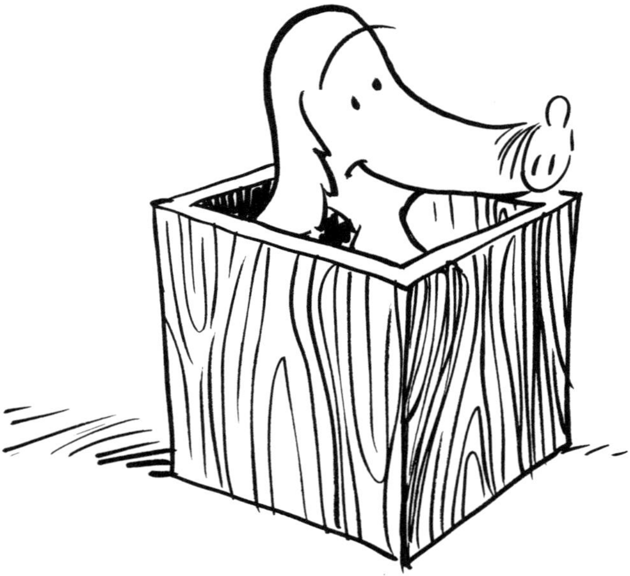

Im Alltag bewegen wir uns viel zu wenig.
Wir trainieren uns unseren Bewegungsdrang ab.

32. Unser schlapper Alltag

Also: Es ist wichtig, dass wir Menschen uns bewegen. Schließlich sind wir biologisch betrachtet Tiere und haben einen angeborenen Bewegungsdrang. Niemand würde Hamster ohne Laufrad halten oder mit Bello nicht Gassi gehen wollen. Doch unseren eigenen Bewegungsdrang trainiert uns die Zivilisation schnell ab: In der Schule? Sitzen. Im Auto? Sitzen. Am Job? Sitzen. Vor dem Fernseher? Sitzen. Und wie immer, wenn wir ein Verhalten oft genug wiederholen, passen wir uns an. Wir lernen, stillzusitzen – obwohl wir uns früher als Kinder noch gerne bewegt haben. Damals, als wir unsere Umgebung ausgekundschaftet haben, noch begeistert Fahrrad gefahren und herumgetobt sind. Sogar freiwillig.

Mittlerweile aber findet unser Leben vorwiegend eingesperrt in »Kisten« statt: Wir leben in Kisten, fahren in Kisten, arbeiten oder lernen in Kisten, gucken dabei in Kisten hinein oder halten uns kleine Kisten ans Ohr, in die wir sprechen – alles weitgehend bewegungsfrei. Und: Überall gibt es Begrenzungen. Wie sollten wir uns noch bewegen wollen? Was aber passiert bei so viel Bewegungsarmut? Klar: Unsere ursprünglichen körperlichen Fähigkeiten lassen nach! Wir bauen ab – und halten das für eine normale Folge des Älterwerdens, anstatt für eine Folge unseres Bewegungsmangels. Und bald ersetzt immer mehr Fett unsere jugendliche Muskelmasse. Hallo, Wackelpudding! Schade …

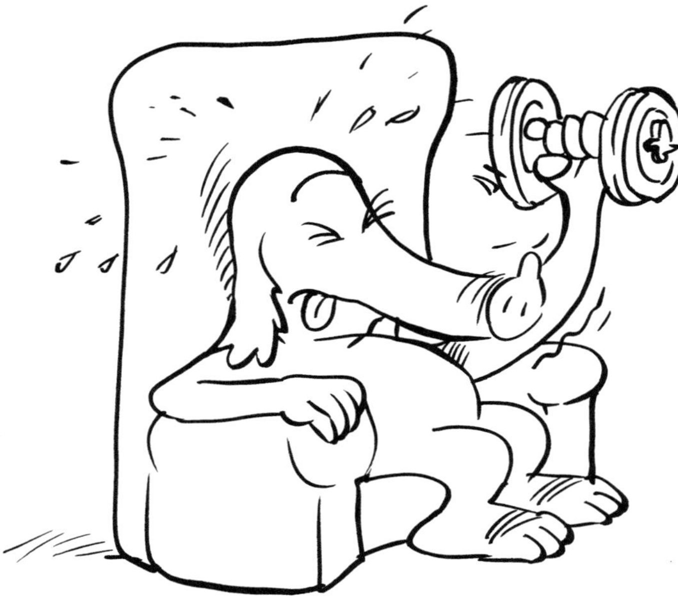

Bei schwachem Ausgangsniveau erscheinen auch kleine Anforderungen mühsam.

33. Das schwache Ausgangsniveau

»Bessere Fitness musst du dir also wieder erarbeiten?« Genau, Günter. »Aber wie?« Indem du gezielt deine körperlichen Herausforderungen steigerst. Momentan geht alles ja ziemlich leicht: Du musst tagtäglich nur aufstehen, dir die Zähne putzen, ins Auto steigen, ins Büro gehen und so weiter. Und wenn all das für dich keine körperlichen Herausforderungen sind, dann nur, weil du daran gewöhnt bist. Wärest du hingegen krank und seit Wochen bettlägerig, kämen dir auch solche kleinen Alltagsanforderungen wie große Hürden vor. Und so wie du möglicherweise ans »schwächliche« Büroleben angepasst bist, ist ein Sportler eben an mehr Bewegung angepasst – er ist besser trainiert. Für ihn erscheinst du wie bettlägerig!

Also: Was würde passieren, wenn du als jahrelanger Nichtsportler plötzlich mit dem Sport anfingst? »Du würdest ihn zunächst als anstrengend empfinden?« Richtig, kluger Schweinehund! Und zwar zwangsläufig! Schließlich tust du etwas Ungewohntes. Aber Achtung: Was würde passieren, wenn du nun trotzdem regelmäßig Sport machen würdest? »Du würdest dich mit der Zeit an die neuen Anforderungen gewöhnen – und dich bald nicht mehr überfordert fühlen?« Genau, du hättest trainiert.

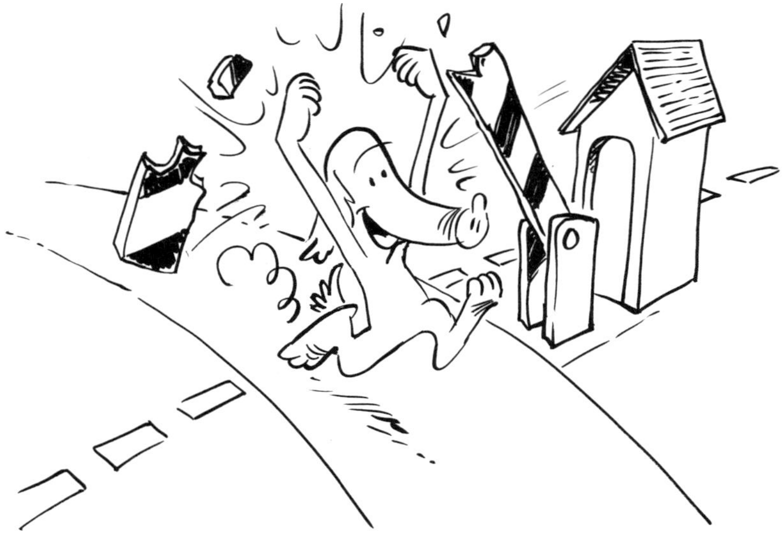

Nur an der Leistungsgrenze
ist Wachstum möglich.

34. Trainieren heißt Grenzen erleben

»Das bedeutet also, ein bisschen Erschöpfung muss sogar sein, weil du sonst gar nicht trainieren würdest?« Gut kombiniert, Schweinehund! Sonst würdest du nämlich nur tun, was du immer tust. Doch nur wer an seine Grenzen geht und sie hin und wieder überwindet, kann besser werden. Erst dann ist Wachstum möglich. »Aber wie trainiert man denn am besten? Einfach drauflos?«, will Günter wissen. Nein, besser systematisch. Und indem man dabei ein paar wichtige Prinzipien beachtet.

Zunächst: Ganz egal, welchen Sport du machen willst – du hast dabei dein persönliches Ausgangsniveau, also gewisse Fähigkeiten und eine bestimmte Belastbarkeit, die deinem Trainingszustand entspricht. Was passiert wohl, wenn du dich jetzt immer genau in dem Maße belastest, das bequem für dich ist? »Du behältst dein Niveau bei und verbesserst dich nicht?« Richtig, Günter. Und was passiert, wenn du dich niemals anstrengst, also ständig unter deinen Möglichkeiten bleibst? »Die Leistungsfähigkeit sinkt weiter ab?« Genau. Was aber passiert, wenn du an deine persönlichen Grenzen gehst, dich also in einem Maße belastest, das dich fast überfordert? »Ich ahne es: Du wirst zunächst zwar müde, erholst dich dann aber nach einer Weile. Und weil du dich wegen der ungewohnten Belastung anstrengen musstest, bist du danach ein wenig besser geworden?« Bingo, Günter: Du hast trainiert! Gerade weil du bis an deine Leistungsgrenze gegangen bist, kannst du sie hinterher überschreiten.

Trainingswirksame Reize
machen zwar müde,
sorgen dann aber für die
Hyperkompensation.

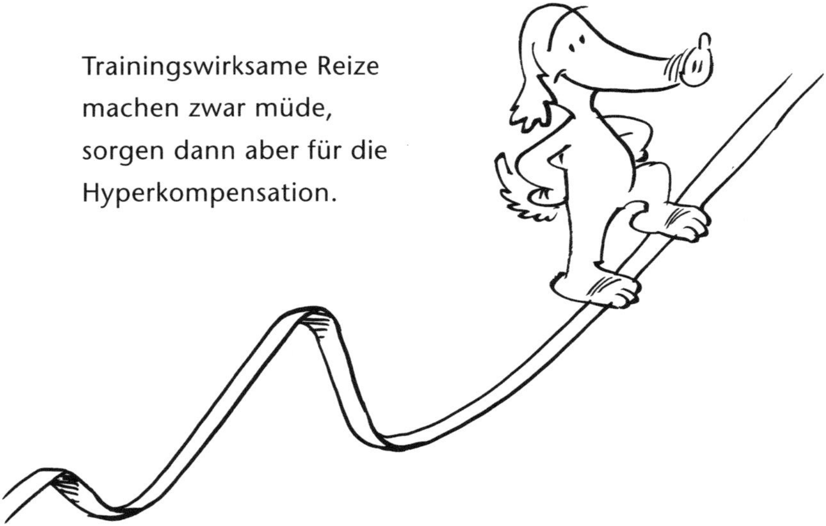

35. Der trainingswirksame Reiz

Das bedeutet: Damit du deine sportliche Leistungsfähigkeit und Fitness verbessern kannst, benötigst du einen sogenannten trainingswirksamen Reiz. Das heißt, du musst dich in einem Maße anstrengen, das dich richtig fordert. Und dann folgt eine ganz bestimmte Reihenfolge von Anpassungsprozessen: Zunächst kommst du während der Belastung in eine Ermüdungsphase hinein. Du fühlst dich etwas schlapp, und deine Energiereserven oder Fähigkeiten sind verbraucht. Anschließend aber, während der Erholung, füllt dein Körper genau diese Reserven wieder auf. Und wenn du jetzt lange genug bis zur nächsten Belastung wartest, tut dein Körper sogar noch ein bisschen mehr: Er passt sich an die erhöhten Anforderungen an! Er sorgt für einen Mehrausgleich, auch »Hyperkompensation« oder »Superkompensation« genannt. Deswegen wirst du nun mit der nächsten hohen Belastung besser fertig als zuvor – ein Trainingseffekt!

»Prima!«, freut sich Günter. »Dann reicht es ja aus, sich nur ein paar Mal im Leben so richtig anzustrengen. Denn sobald der Körper das mal erlebt hat, ist man in Zukunft gewappnet!« Nein, Günter, leider nicht. Wartest du mit der nächsten Belastung hinterher nämlich zu lange, kehrt deine kurzzeitig verbesserte Leistungsfähigkeit wieder zum Ausgangsniveau zurück, und der Trainingseffekt verschwindet. So hast du nur dein Ausgangsniveau beibehalten. Und ganz ohne Training sinkt es über die Jahre auch noch ab.

Zu kurze Pause zwischen
den Trainingseinheiten?
Vorsicht, Übertraining!

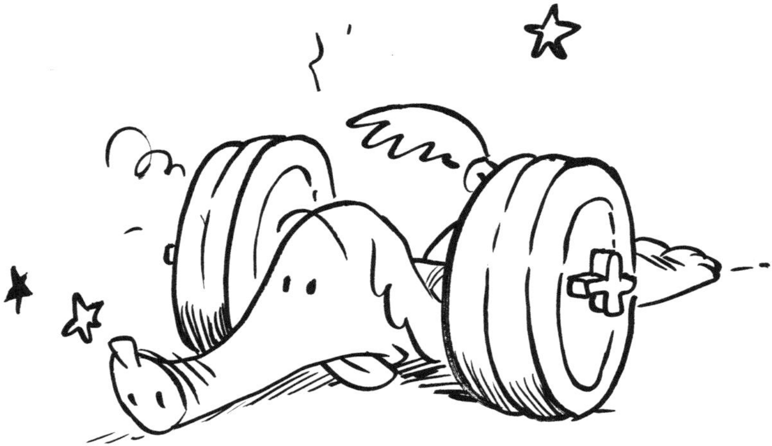

36. Zu häufiges Training

»Ach, dann muss man sich also immer wieder bewegen?«, zeigt Günter sich enttäuscht. Genau. Und zwar optimalerweise zum richtigen Zeitpunkt. Denn es ergeben sich nun genau drei Möglichkeiten: Entweder du trainierst zu häufig, zu selten oder genau richtig.

Der Reihe nach: Wenn du immer in zu kurzen zeitlichen Abständen trainierst, belastest du dich wieder, obwohl du dich noch nicht vom letzten Mal erholt hast. Die Folge: Dein Körper ist im Dauerstress, hechelt immer weiteren Anforderungen hinterher, und du fühlst dich immer schlapper statt fitter. Du machst ein sogenanntes Übertraining: Obwohl du viel trainierst, wird deine Leistung schlechter. Dabei müsstest du einfach nur längere Pausen machen, um dich zu verbessern! Einzige Ausnahme für so ein Übertraining: Wer die Erschöpfung mehrerer Trainingseinheiten aneinanderreiht und danach längere Zeit pausiert, hat einen besonders starken Trainingseffekt. Der Körper erholt sich besonders gut, um sich vor erneuten Dauerbelastungen zu schützen. Diesen Mechanismus machen sich Leistungssportler zunutze, wenn sie sich etwa auf Wettkämpfe vorbereiten. Findet der Wettkampf nämlich auf dem Gipfel der Hyperkompensation statt, ist die Leistung noch besser. So kann man sich etwa für ein Turnier fit faulenzen.

Zu lange Pause
zwischen den
Trainingseinheiten?

Vorsicht,
verschenkter
Trainingseffekt!

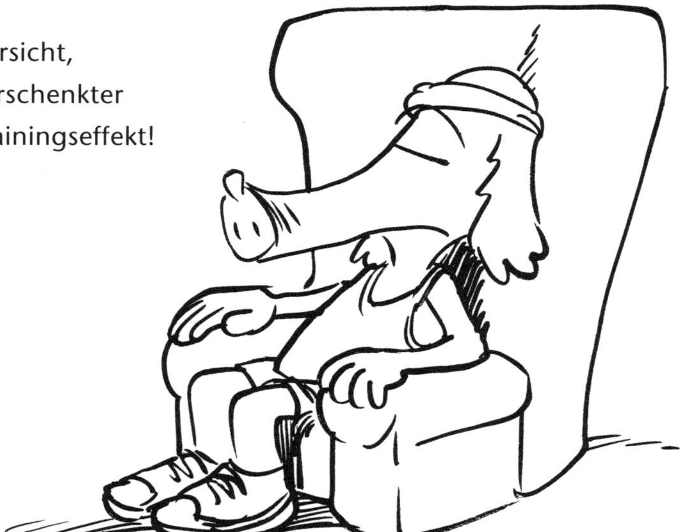

37. Zu seltenes Training

»Okay, man muss also ein wenig Zeit vergehen lassen, bevor man wieder trainiert.« Ja, Günter. Aber die richtige Menge an Zeit! Denn trainierst du genau dann wieder, wenn du dich gerade erst erholt hast und sich noch gar kein Trainingseffekt entwickeln konnte, trainierst du ebenfalls zu früh – und dein Leistungslevel bleibt gleich, ohne dass du dich verbesserst.

»Dann muss man sich halt richtig lange Zeit lassen bis zum nächsten Training!« Vorsicht: Wenn du zu lange wartest, kann der Trainingseffekt schon wieder vorbei sein. Auch dann verbesserst du dich nicht, weil du viel zu selten trainierst.

»Verstehe ich nicht!«, grunzt Günter. »Eine kurze Pause geht nicht, eine lange auch nicht. Warum?« Weil beide Pausen falsch getimt sind! Stell dir mal zwei Jogger vor. Der eine joggt etwa jeden Tag – und wartet somit nicht ab, bis seine Leistungsfähigkeit sich durch die neuen Anforderungen verbessert hat. Er erreicht in der Erholung jedes Mal nur sein Ausgangsniveau. Der andere hingegen joggt einmal pro Woche, sodass er die positive Anpassung jedes Mal vergehen lässt und ebenfalls beim Ausgangsniveau landet, bevor er wieder trainiert. Was passiert? Zwar trainieren beide regelmäßig – aber leider, ohne sich dabei zu verbessern.

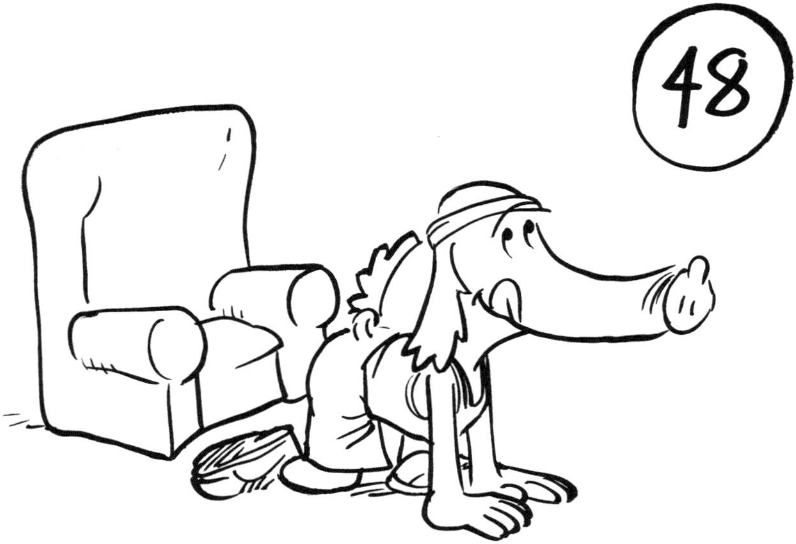

48 Stunden Warten

zwischen den Trainingseinheiten?

Eine Pause, die sich lohnt!

38. Das richtige Timing

»Also ist alles eine Frage des richtigen Timings?«, stellt Günter fest. Jawohl! Denn erst, wenn der neue Belastungszeitpunkt stimmt, klappt es mit dem Trainingseffekt. Dafür musst du eben genau so lange warten, bis dein Körper in der Phase der Überkompensation angekommen ist. Wenn du dann wieder trainierst, ist dein Leistungsniveau höher als beim letzten Mal – du hast eben trainiert. Und wenn du danach immer wieder zum richtigen Zeitpunkt Sport machst, steigt deine Leistung stetig weiter. Wie bei einer Treppe geht es immer weiter nach oben. Du Profi!

»Und wann genau ist nun dieser optimale Zeitpunkt für das nächste Training?«, will Günter wissen. Als Faustregel für den Freizeitsportler gilt ungefähr: Das Maximum der Überkompensation ist nach etwa 48 Stunden erreicht, eine Zeit, die man auch »lohnende Pause« nennt. Denn wer genau dann wieder trainiert, wird besser. Individuell musst du dich für den richtigen Zeitpunkt natürlich mit einem Personal Trainer besprechen, der dein persönliches Leistungsniveau und deine Regenerationsfähigkeit bestimmt. Oder aber du misst selbst deine Leistungsentwicklung bei verschieden langen Pausen und horchst in dich hinein: Was sagt dir dein Körper? Wann fühlt er sich besonders fit an? So kannst du deine Trainingseffekte und Pausen ganz alleine bestimmen.

Stabile Systeme pendeln sich von selbst wieder ein, wenn sie durcheinandergebracht worden sind.

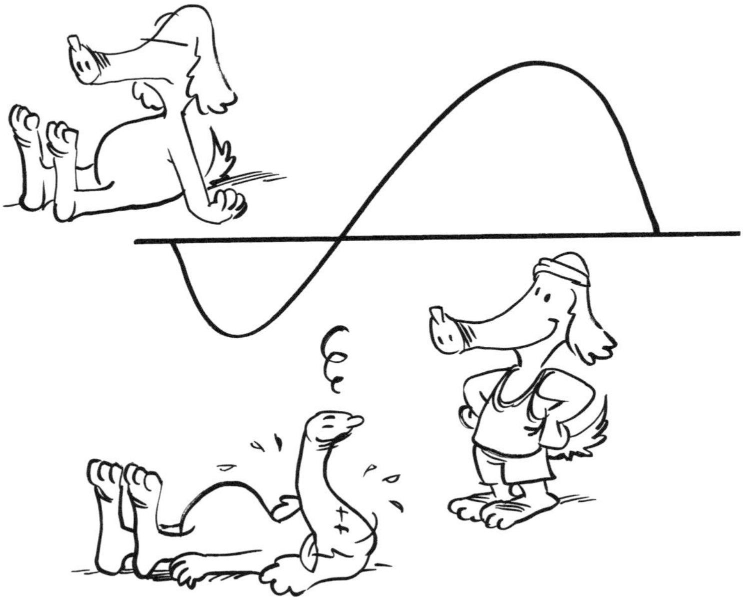

39. Homöostase

Dieser gesamte Anpassungsprozess hat einen fast unaussprechlichen Namen: Er heißt »Homöostase«. Und er hat eine wichtige Bedeutung: Nämlich, dass sich natürlich stabile Gleichgewichte von selbst wieder einpendeln, wenn sie einmal durcheinandergebracht wurden. Werden sie aber immer auf die gleiche Weise durcheinandergebracht, pendeln sie sich eben auf einem neuen Niveau ein.

Genau genommen, gilt das nicht nur beim Sport, sondern auch in etlichen anderen Lebensbereichen: Die stetige Abwechslung aus steigenden Anforderungen, überwundenen Grenzen, Lernen und Leistungssteigerung finden wir schließlich fast überall. »Stimmt!«, freut sich Günter. »Und was folgt daraus?« Nun, im Wesentlichen drei wichtige Erkenntnisse. Erstens: Wir brauchen die meisten Grenzen nicht zu akzeptieren. Sie sind schließlich oft nur eine Momentaufnahme unseres Trainingszustands. Zweitens: Wenn wir unsere Grenzen überschreiten, verbessern wir uns dadurch – unter der Voraussetzung eines richtig dosierten Trainings. Und drittens: Wir dürfen – nein, müssen! – dabei sogar immer wieder faul unsere Füße hochlegen und Pausen machen. Denn Verbesserung braucht Erholung.

Vorsicht vor Über- und Unterforderung!

Trainiere so, dass du deine Muskeln spüren kannst.

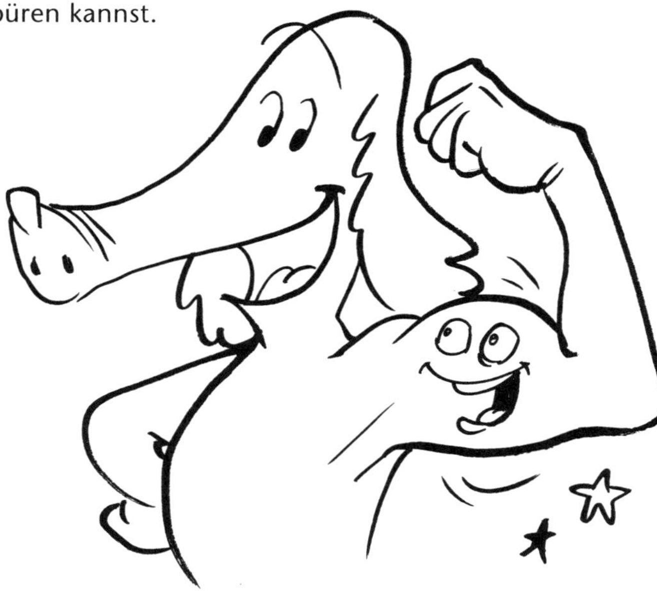

40. Optimale Trainingsreize setzen

»Super!«, freut sich Günter. »Endlich weiß ich, wie man trainiert: Ein bisschen bewegen und dann die richtige Pause einlegen – nichts einfacher als das!« Moment, Schweinehund, nicht vergessen: Du sollst dich beim Training ruhig ein bisschen anstrengen! Denn erst, wenn du wirklich Wärme in deiner Muskulatur spürst, setzt du den richtigen Trainingsreiz. Bewegst du dich hingegen nur halbherzig oder zu schwach, wird es nichts mit dem Trainingseffekt – Unterforderung bringt dich nicht weiter. Solche Bewegungen kannst du dir sparen.

»Okay, dann trainierst du eben bis zum Umfallen!« Nein, auch nicht: Denn zu hohe Trainingsreize bringen genauso wenig. Bei zu hohen Belastungen drohen Heißhunger, Schlappsein, Gelenk- und Knochenschmerzen. Und bald schon fühlst du dich unmotiviert und gestresst und hast keine Lust mehr, weiter zu trainieren. Und wenn es ganz dumm läuft, fängst du dir auch noch einen fetten Muskelkater ein – autsch! Also: Vorsicht vor Überforderung!

Am besten trainierst du einfach so, dass du deine Muskeln am nächsten Tag zwar ein wenig spürst, aber sie dir dabei nicht wirklich wehtun.

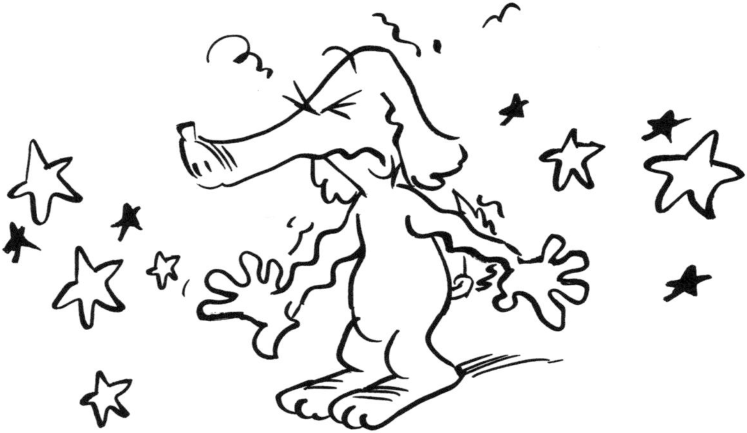

Überanstrengung =

feine Risse + Entzündungen + Laktatüberschuss =

Muskelkater

41. Muskelkater? Nein, danke!

»Was ist denn so schlimm am Muskelkater?«, wundert sich Günter. »Heißt es nicht immer, der Muskelkater sei ein Zeichen dafür, dass man anständig trainiert hat?« Quatsch, Günter! So etwas erzählen nur noch sehr alte oder sehr dumme Trainer. Sehr alte, weil man früher geglaubt hat, dass der Muskelkater nur vom Milchsäureüberschuss bei der anaeroben Glykolyse kommt und man somit glaubte, gut trainiert zu haben. Mittlerweile weiß man aber, dass das so nicht stimmt. Und sehr dumme Trainer, weil sie offenbar nichts Neues dazulernen wollen, sondern immer nur wiederholen, was ihnen die alten beigebracht haben.

»Milchsäure, Milchsäure – was war das noch gleich?« Milchsäure, oder auch Laktat genannt, entsteht, wenn deine Muskelzellen ohne Sauerstoff aus Zucker ATP herstellen. Wird die Belastung zu intensiv oder dauert zu lange, dann wird der Muskel durch das Laktat so sauer, dass er sich eine Weile nicht mehr bewegen kann. Er wird zu müde und braucht Pause. Früher glaubte man, das sei der Grund für Muskelkater. Heute weiß man aber, dass das nur einen Teil der Schmerzen erklärt, die beim Muskelkater auftreten. Darüber hinaus führt Überanstrengung nämlich auch zu feinen Rissen und Entzündungen des Muskels! Das heißt also, ein Muskelkater ist so etwas Ähnliches wie eine Sportverletzung! Du hast das Training übertrieben und solltest die Verletzung vor der nächsten Belastung ausheilen lassen.

Genieß die Pause zwischen
den Anstrengungen!
Und heil Muskelkater aus.

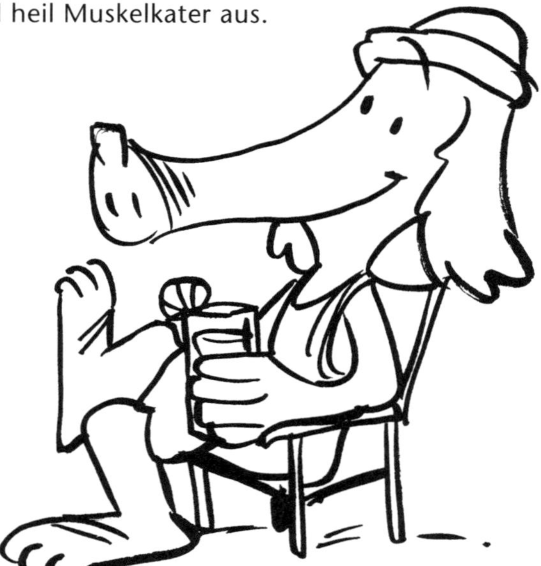

42. Mal einfach Pause machen

»Und wie heilt der Muskelkater wieder?«, fragt Günter. Na durch Erholung, Schweinehund! Hast du Muskelkater, brauchst du eine sogenannte Belastungspause, damit der Muskel wieder gesund wird. Dabei sollst du dich nur leicht bewegen. So wird die Milchsäure aus der Muskulatur raus transportiert und die Heilung angekurbelt. Auf keinen Fall aber solltest du ohne Erholung eine ähnlich intensive Belastung machen wie die, die zum Muskelkater geführt hat. Das würde die vielen kleinen Verletzungen nur verschlimmern – und sie würden noch mehr wehtun.

»Pause! Wir dürfen Pause machen!« Günter freut sich. Zu Recht! Denn Pausen sind etwas Großartiges: Der Körper erholt sich dabei, tankt Energie, verbessert den Stoffwechsel, baut Muskeln auf und schüttet Glückshormone aus. Und auch der Geist entspannt sich, lässt Erlebtes Revue passieren und ordnet die Gedanken. So erhöht die Erholungsphase den Spaß am Sport. Auch Profisportler planen Pausen übrigens bewusst ein. Dann sind sie im Wettkampf auf den Punkt wieder frisch und topfit.

Gutes Training ist
individuell, wirksam,
belastungsansteigend,
kontinuierlich,
periodisiert,
wechselnd, richtig
geordnet und
spezifisch steuernd.

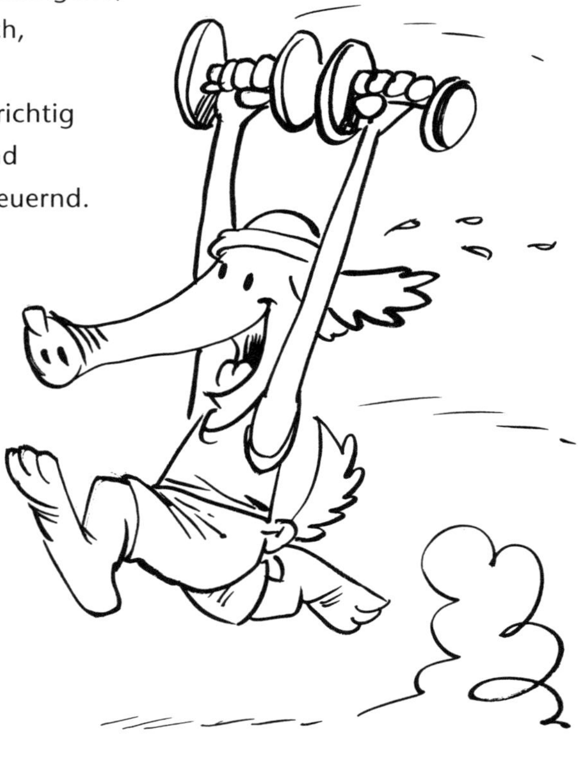

43. Prinzipien der Trainingsgestaltung

Profi-Trainer definieren die Trainingsgestaltung übrigens noch ein wenig genauer. Sie beachten dabei folgende Prinzipien:

- Das Training muss dem Individuum angepasst sein. Jeder hat seine eigene Fitness, Bedürfnisse, Trainingserfahrungen, Alter, Geschlecht, Erkrankungen und so weiter.
- Die Reize müssen trainingswirksam sein. Zu schwach trainieren bringt nichts.
- Die Belastung muss mit der Zeit ansteigen. Bleibt sie gleich, erfolgt kein Training.
- Die Belastung muss kontinuierlich sein. Nur ab und zu mal trainieren? Quatsch!
- Die Belastung sollte der jeweiligen Wettkampfperiode angepasst sein: Aufbauphase – Vorbereitungsperiode. Stabilisierungsphase – Wettkampfperiode. Reduzierende Phase – Übergangsperiode. Und dann kommt wieder die Aufbauphase.
- Auch variieren sollte die Belastung immer wieder. Stets das gleiche Training kann zur Stagnation führen.
- Außerdem sollte die Belastung in der laut Trainingsplan jeweils richtigen Reihenfolge erfolgen und die Anpassungsvorgänge möglichst spezifisch steuern.

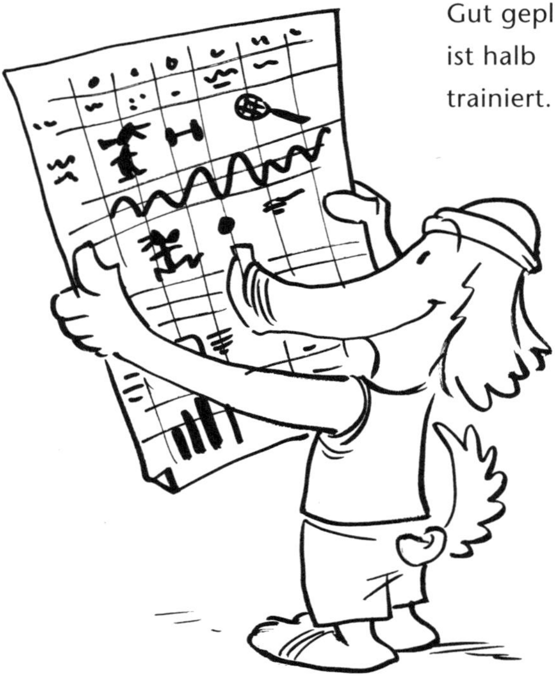

Gut geplant
ist halb
trainiert.

44. Trainingsplanung

»Oje!«, sorgt sich Günter. »Das klingt jetzt aber sehr akademisch. Geht es nicht etwas praxisbezogener?« Klar doch, sobald das Training genau geplant wird! Denn dann wird genau festgelegt: Was geschieht wann und warum in welcher Reihenfolge? Welche Faktoren und Prinzipien sind dabei wichtig? Was brauchst du dafür? Wie sollen die Zwischenergebnisse aussehen? Wo sollst du stehen? Was willst du als Nächstes erreichen? Natürlich berücksichtigt so eine Trainingsplanung je nach Bedarf auch die einzelnen Komponenten deiner Fitness: etwa Kraft, Koordination, Schnelligkeit oder Ausdauer. Kurz: Wer einen Plan hat, kennt den Weg zum Ziel. Und gute Trainingsplanung zeichnet dir genau den Weg vor, den du von Trainingsbeginn bis zum Trainingsziel gehen sollst, um erfolgreich zu sein. Du brauchst ihn nur noch abzulaufen.

Glücklicherweise gibt es für fast alle Sportarten gute Trainingspläne: Tennis, Bogenschießen, Marathon, Krafttraining …

Die höchste
willentlich
aktivierbare Kraft
heißt Maximalkraft.

Die höchste
tatsächliche Kraft
ist die Absolutkraft.

Dazwischen liegt
die autonome
Reserve.

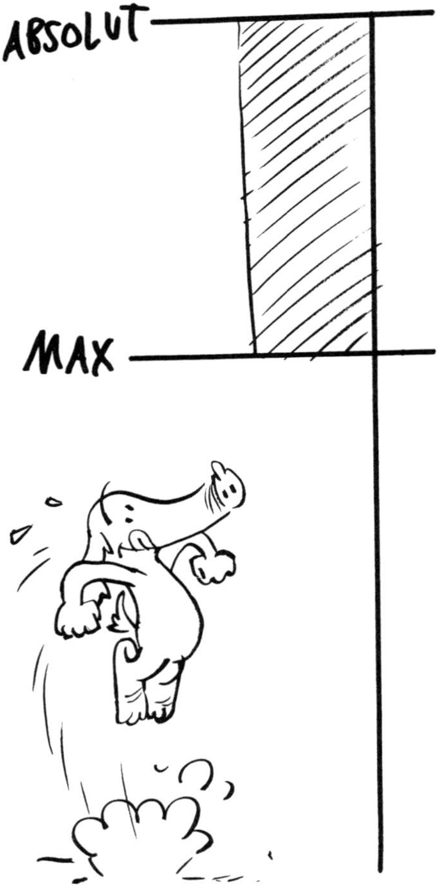

45. Die liebe Kraft

»Krafttraining? Ätzend!«, motzt Günter. Moment: Hast du schon vergessen, wie wichtig Muskeln sind? »Nein, aber Krafttraining ist wirklich viel zu anstrengend. Und sinnlos: Du bist doch sowieso ein Spargeltarzan ...« Oh, Günter! Zwar ist es etwa zur Hälfte genetisch bedingt, wie stark deine Muskeln sind, aber die andere Hälfte ist Trainingssache. Schließlich passt sich der Körper an Belastungen an. Also werden die Muskeln stärker, wenn sie sich anstrengen müssen – und zwar nur dann. Sie müssen gegen einen Widerstand trainieren.

Die höchste Kraft übrigens, die du dabei willentlich aufbringen kannst, nennt man Maximalkraft. Nur in extremen Notfällen steht dir noch mehr Kraft zur Verfügung – die sogenannte autonome Reserve. Erst dann geht der Körper wirklich an seine Kraftgrenzen und du aktivierst diese Absolutkraft. »Und warum nur in Notfällen?« Weil es gut ist, wenn immer eine gewisse Reserve übrigbleibt. Sonst könntest du dich auch im Alltag bis zur kompletten Erschöpfung bewegen. Und das wäre doof.

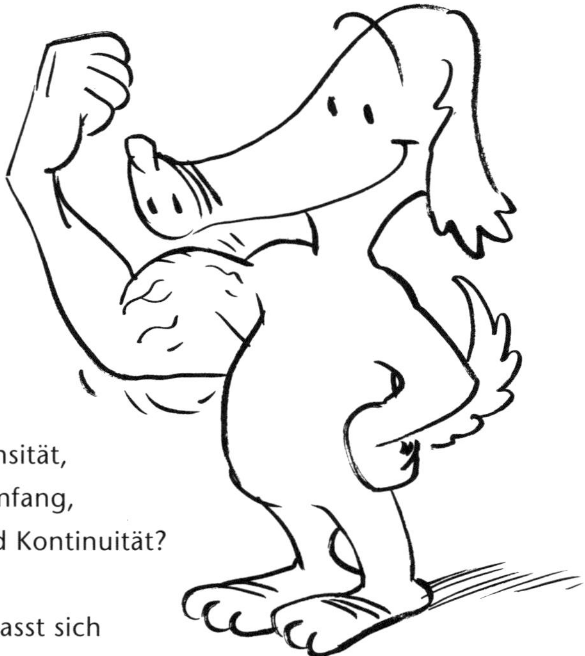

Stimmen Intensität,
Reizdichte, Umfang,
Häufigkeit und Kontinuität?

Prima, dann passt sich
der Muskel an: Es entstehen
mehr Nerven, Adern,
Mitochondrien –
und »Muckis«.

46. Muskelanpassung durch Krafttraining

Damit Krafttraining aber wirkt, müssen ein paar Faktoren stimmen: Zunächst die Kraftintensität, also der Grad der Anstrengung. Zu schwach bringt nichts. Zu stark auch nicht. Außerdem ist die Reizdichte wichtig, also wie viele Pausen zwischen den einzelnen Belastungen liegen. Genauso muss der Kraftumfang stimmen, also die Summe der Belastungsreize: Wie viele Kilo stemmst du insgesamt? Und du brauchst natürlich die richtige Trainingshäufigkeit: Wie oft trainierst du? Außerdem spielt die Kontinuität eine wichtige Rolle: Trainierst du wirklich dauerhaft?

Wenn die meisten Faktoren stimmen, passt sich dein Körper an die Belastung an: Zunächst wachsen in der Muskulatur feine Nerven, die die Muskeln nun leichter aktivieren. Außerdem entstehen lauter zusätzliche kleine Blutgefäße, damit die Muskeln besser mit Sauerstoff versorgt werden – ein Effekt übrigens, von dem auch Menschen mit Arteriosklerose – also Adernverkalkung – profitieren: So bleiben sie trotz verstopfter Gefäße mit Blut versorgt. Und es wachsen die Muskelzellen – sie bekommen einen größeren Querschnitt. Das nennt man dann »Hypertrophie«, der Muskel wird dicker. Auch innen in der Muskelzelle verändert sich etwas: Die sogenannten Mitochondrien, die Kraftwerke der Zellen, werden größer. So können sie noch mehr Sauerstoff verbrennen und besser ATP gewinnen.

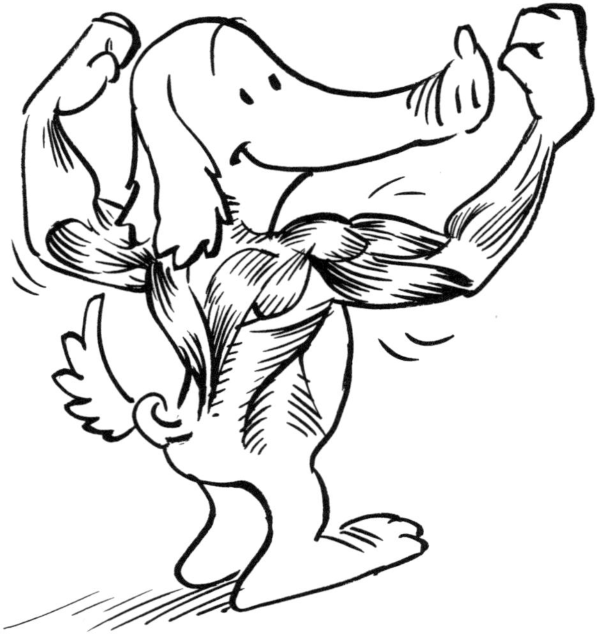

Grundübungen trainieren
allgemeine Kraftgrundlagen,
Isolationsübungen
einzelne Muskelgruppen.

47. Grundübungen – Teil 1

Im Wesentlichen gibt es beim Krafttraining zwei Arten von Übungen: die Grund- und die Isolationsübungen. Die Grundübungen sind gut für die allgemeine Stärkung und Koordination und beanspruchen große Körperpartien und mehrere Gelenke. Sie schaffen die Grundlagen deines Krafttrainings. Die Isolationsübungen hingegen konzentrieren sich jeweils nur auf eine Muskelgruppe. Sie trainieren gezielt einzelne Muskeln, wie zum Beispiel beim Bodybuilding.

»Interessant! Und wie sehen solche Grundübungen aus?« Beim Kreuzheben zum Beispiel hebst du eine Langhantel vom Boden auf und legst sie anschließend wieder nieder. Dabei stehen deine Beine stabil schulterbreit auseinander. Beim Aufheben gehst du zunächst in die Knie und beugst dabei deinen Rücken nach vorne. Du greifst die Hantel im sogenannten Kreuzgriff – daher »Kreuzheben« –, also auf der einen Seite im Obergriff und auf der anderen im Untergriff, damit sie dir nicht aus der Hand fällt. Beim Aufstehen streckst du Beine und Rücken wieder. Wenn du schließlich aufrecht stehst, befindet sich die Hantel nun mit gestreckten Armen auf Höhe deiner Oberschenkel. Dann legst du sie wieder auf den Boden zurück. Wiederholst du diese Übung ein paar Mal, merkst du, welche Muskelgruppen sie beansprucht: vor allem deine Oberschenkel- und Rückenstrecker.

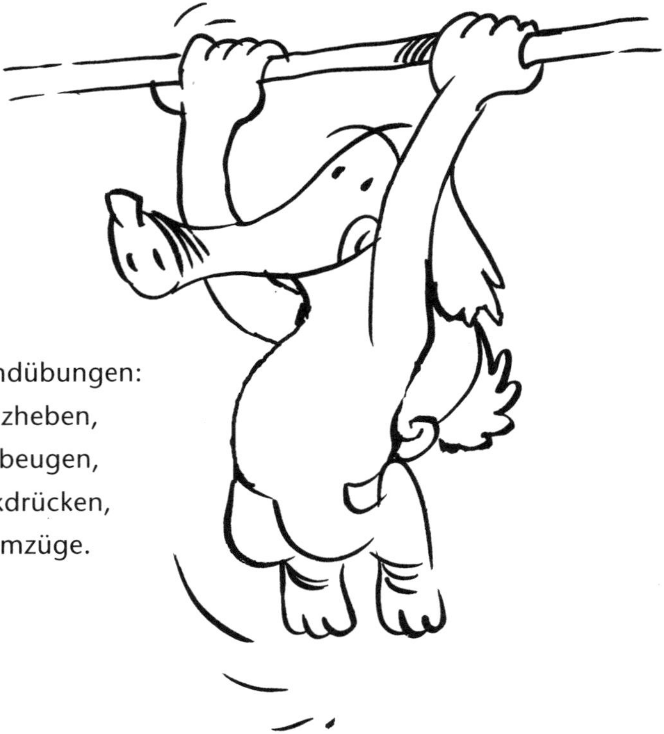

Grundübungen:
Kreuzheben,
Kniebeugen,
Bankdrücken,
Klimmzüge.

48. Grundübungen – Teil 2

Eine andere Grundübung sind Kniebeugen. Hierbei legst du dir die Langhantel quer auf die Schultern und hältst sie fest. Dann gehst du so in die Hocke und richtest dich anschließend wieder auf. Wichtig dabei ist, dass du deinen Rücken gerade machst und die Bauchmuskeln anspannst. Beansprucht werden bei der Übung vor allem wieder die Oberschenkelstrecker und Muskeln am Po.

Beim Bankdrücken hingegen trainierst du vor allem deine Brustmuskulatur und die Armstrecker. Du liegst dabei rücklings auf einer Flachbank. Die Langhantelstange befindet sich zunächst in einer Halterung auf Augenhöhe. Nachdem du sie ergriffen hast, streckst du sie langsam nach oben in die Höhe. Dann lässt du sie wieder nach unten auf deine Brust sinken, von wo du sie anschließend erneut in die Höhe streckst. Wichtig: Deine Beine stehen dabei fest auf dem Boden, und die Rückenstrecker sind angespannt – du machst also ein leichtes Hohlkreuz.

Ach ja: Auch Klimmzüge sind eine typische Grundübung! Sie beanspruchen besonders viele Muskelgruppen – vor allem aber den großen Rückenmuskel.

Viele Muskelgruppen
lassen sich einzeln
trainieren.

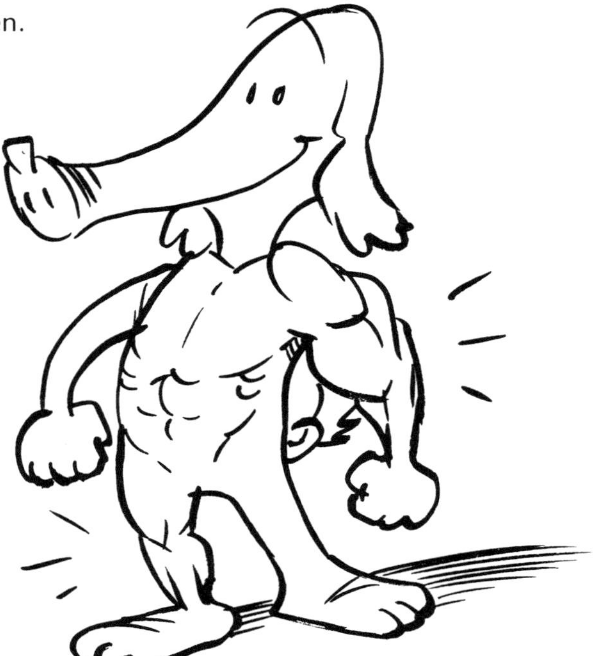

49. Isolationsübungen

»Und die Isolationsübungen?«, will Günter nun wissen. Sie aktivieren meist nur einen Muskel oder eine Muskelgruppe sowie ein bestimmtes Gelenk.

Ein typisches Beispiel hierfür sind Armbeugen, auch »Bizeps-Curls« genannt. Du beugst dabei immer wieder dein Ellbogengelenk gegen einen Widerstand. Hierbei hilft dir entweder eine Kurzhantel, eine Maschine mit Kabelzug oder wieder eine Langhantel. Übrigens kannst du die Armbeuger auch ohne Hilfsmittel trainieren: Wenn du dich im Schneidersitz hinsetzt und deinen rechten Ellenbogen auf dem rechten Oberschenkel aufstützt. Fasst du jetzt unter den linken Oberschenkel und ziehst ihn mit deinem aufgesetzten rechten Arm zu dir heran, wird dein linker Oberschenkel durch sein Eigengewicht zur Hantel. Und das Gleiche machst du dann auch andersherum. Praktisch, nicht?

Ähnliche Übungen gibt es auch fürs Armstrecken – Training des Trizeps-Muskels –, fürs Frontheben oder das Seitheben – beide für die Delta-Muskeln – und für alle möglichen anderen Muskelpartien deines Körpers. Mach dich mal schlau dazu! Für jeden Muskel deines Körpers gibt es Übungen – auch für den kleinsten. Am allerbesten lässt du dir Übungen aber im Fitnessstudio von den Profis dort zeigen. Sie stellen dir auch gerne ein individuelles Trainingsprogramm zusammen.

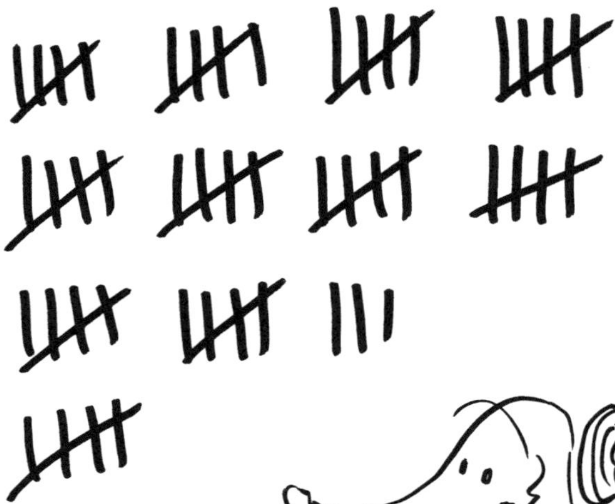

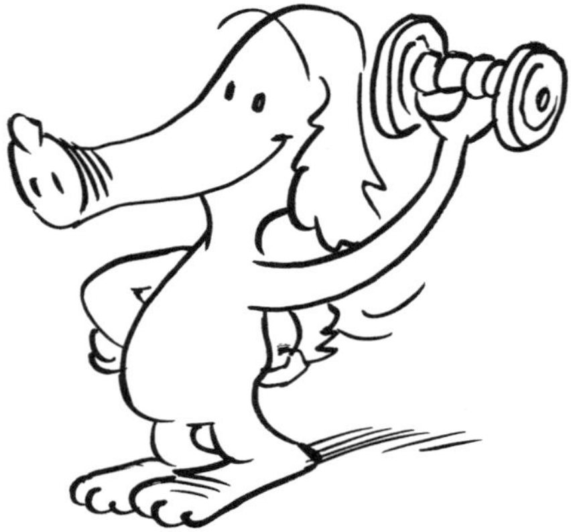

Kraftausdauer:
viele Wieder-
holungen, relativ
wenig Kraft.

50. Kraftausdauer

»Und wie genau läuft so ein Training ab?«, will Günter wissen. Nun, das hängt ganz davon ab, ob du eher für deine Kraftausdauer oder den Muskelaufbau trainierst. Beides baut zwar Muskeln auf, formt den Köper und lässt das Fett schmelzen. Aber bei der Kraftausdauer geht es nicht darum, deine Maximalkraft zu steigern, sondern darum, möglichst lange Kraftleistungen zu erbringen.

Vom Prinzip her trainierst du dabei mit vielen Wiederholungen, aber mit relativ wenig Gewicht – eben eher die Ausdauer als die pure Kraft. Für Anfänger gilt: Mindestens einmal pro Woche Training! Für Fortgeschrittene zwei- bis viermal. Anfänger machen ihre Übungen in ein bis drei Sätzen, Fortgeschrittene in drei bis fünf. Pro Satz wird eine Übung 15 bis 25 Mal wiederholt, wobei die Belastungsdauer zwischen 45 und 70 Sekunden liegen sollte. Der Satz sollte gegen Ende der Belastung als »mittel bis schwer« empfunden werden – keinesfalls aber als zu leicht oder zu schwer. Denn sonst würdest du gar nicht trainieren oder du würdest deinem Muskel schaden. Und: Natürlich musst du zwischen den Sätzen jeweils eine Pause machen, damit sich der Muskel immer wieder erholen kann. Am besten wartest du etwa eine Minute, bis es weitergeht.

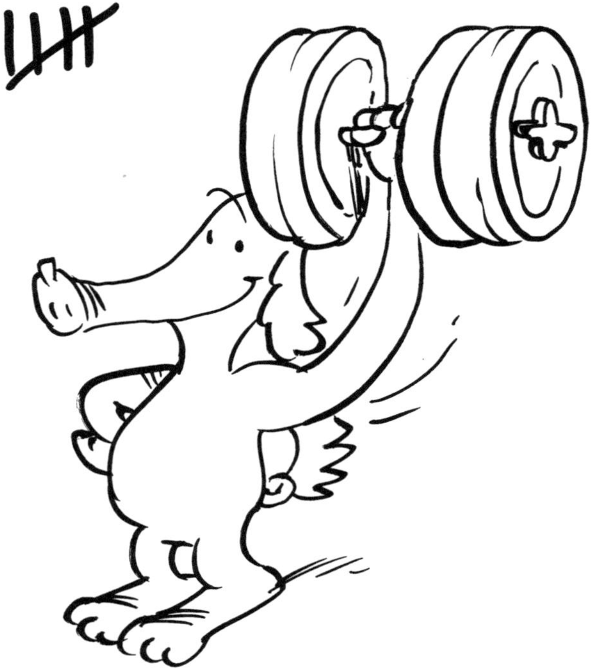

Maximalkrafttraining:
wenige Wieder-
holungen, viel Kraft.

51. Muskelaufbau

Beim reinen Muskelaufbau ist es andersherum: Hier solltest du wenige Wiederholungen mit viel Gewicht trainieren – es geht eben um die Kraft und nicht die Ausdauer. Anfänger brauchen zwei bis drei Sätze pro Training, Fortgeschrittene drei bis fünf. Dabei sollte jeder Satz nur 8 bis 15 Wiederholungen enthalten und auch nur 20 bis 45 Sekunden dauern. Auch beim Muskelaufbau sollte sich die Übung am Ende des Satzes »mittel bis schwer« anfühlen, nicht schwerer und nicht leichter. Und auch hier sollte nach jedem Satz mindestens eine Minute Pause folgen.

»Und woher weißt du, wie viel Gewicht du für die Übungen genau nehmen sollst?« Nun, entweder probierst du einfach aus, bei wie viel Kilos du die Übungen so wie beschrieben durchführen kannst. Oder du lässt dich von einem Trainer beraten.

»Cool!«, freut sich Günter. »Hört sich machbar an!« Ist es auch – sogar für faule innere Schweinehunde. Männer bauen dank so eines Trainings übrigens vor allem Muskeln auf. Und Frauen verlieren dadurch hauptsächlich Fett. »Sommer, Sonne, Strand, wir kommen!« Angeber ...

Muskeln brauchen Eiweiß.
Also iss davon genügend –
vor allem, wenn du
regelmäßig trainierst.

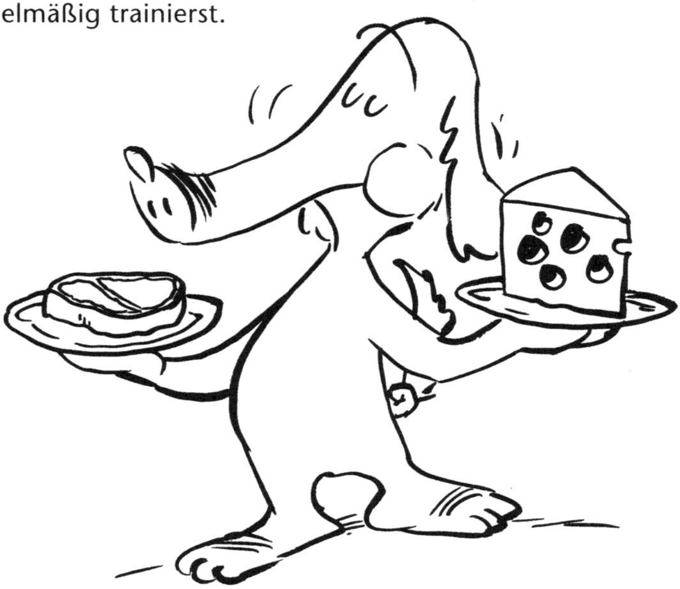

52. Eiweiß essen

Noch etwas: Damit der Muskel gut wachsen kann, braucht er genügend Eiweiß – auch Protein genannt. Schließlich bestehen genau daraus Aktin und Myosin. »Die Fingerdinger, die im Muskel ineinanderflutschen?« Richtig, Günter. Also solltest du täglich während der Muskelaufbauphase 1,5 bis 2 Gramm Eiweiß pro Kilogramm Körpergewicht essen. Das findest du zum Beilspiel in Fleisch, Fisch, Nüssen, Mandeln, Hülsenfrüchten, Käse oder Sojaprodukten.

In den ersten zwei Stunden nach dem Training läuft dein Eiweißstoffwechsel übrigens auf Hochtouren. Hier tut ein kleiner Eiweißsnack besonders gut. »Also einen dieser Eiweißriegel oder einen Eiweißdrink?« Genau! Aber Vorsicht: Du solltest die Dinger natürlich nur zu dir nehmen, wenn du auch trainierst – schließlich stecken sie voller Kalorien. Und nein, Günter, stattdessen solltest du auch nicht auf Schokolade umsteigen.

Auch wenn du nicht trainierst, ist Eiweiß wichtig. Nicht nur dass es unzählige Körperfunktionen unterstützt – 110 bis 130 Gramm tierisches Eiweiß täglich bremsen außerdem den Muskelschwund bei Diät oder im Alter.

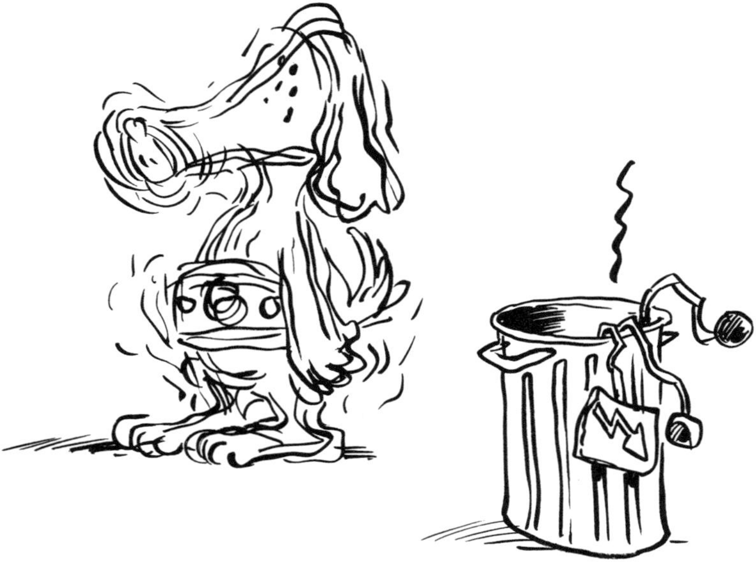

Vibrationsmaschinen können das Training unterstützen – allerdings nur bei guter Grundlage. Und Elektrostimulationsgeräte sind für den reinen Muskelaufbau sinnlos.

53. Vibrationsmaschinen und Elektroschocks?

»Kann man das Training nicht irgendwie abkürzen? Zum Beispiel mit diesen berühmten Rüttelgeräten?« Heh, der Schweinehund ist informiert! Ja, zurzeit ist es in Mode, sich fürs Muskeltraining auf vibrierende Scheiben zu stellen und dabei bestimmte Bewegungen zu absolvieren. So soll der Trainingseffekt besonders intensiv sein, und man spart Zeit. Klar: Die Trainingsanstrengung für die Muskeln erhöht sich so – schließlich müssen sie mit den ganzen Vibrationen fertig werden. Es entsteht recht schnell und einfach Muskelkraft. Andererseits aber wird dabei nicht die Koordination trainiert. Solche »Rüttelmaschinen« scheinen also vor allem zu nutzen, wenn man ohnehin schon gut trainiert ist. Nur dank der Maschine auf das Sixpack zu hoffen, dürfte sinnlos sein …

»Und wie sieht es mit diesen Geräten aus, die die Muskeln elektrisch stimulieren?«, will Günter wissen. Da klebst du einfach ein paar Elektroden auf, jagst Strom durch den Muskel. »Und trainierst so ganz ohne Anstrengung?« Zugegeben: Klingt verführerisch. Leider aber lässt sich bei solchen Geräten kein Muskelwachstum nachweisen. Um ein wenig Anstrengung kommst du also nicht umhin. Also, gehst du doch besser ins Fitnessstudio!

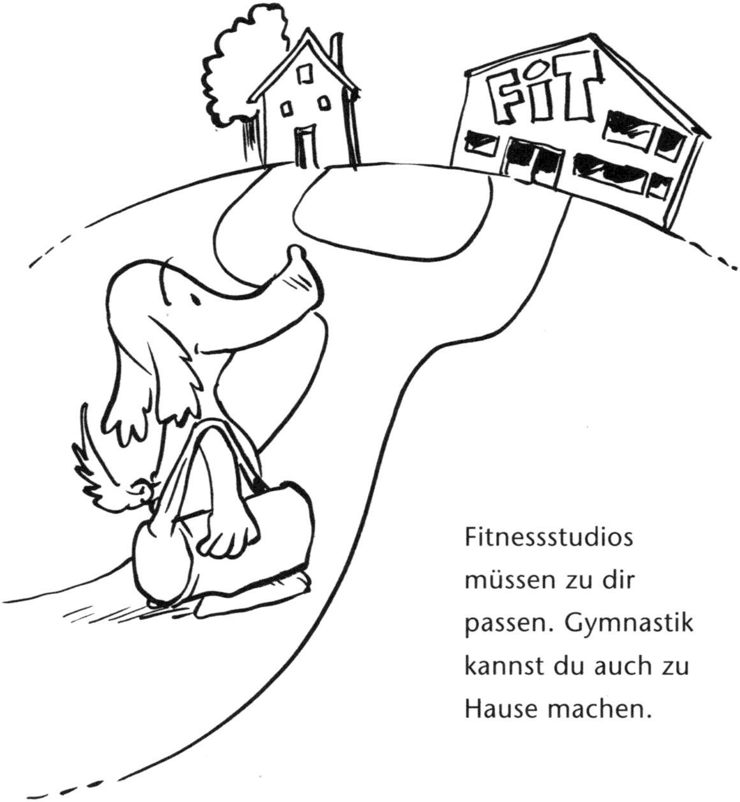

Fitnessstudios
müssen zu dir
passen. Gymnastik
kannst du auch zu
Hause machen.

54. Fitnessstudio oder Gymnastik zu Hause

Fitnessstudios sollten übrigens mit guten Geräten ausgestattet, von geschultem Personal geführt und finanziell erschwinglich sein – vielleicht gibt dir deine Krankenkasse ja einen Zuschuss? Außerdem musst du dich in deinem Klub wohlfühlen – schließlich sollst du regelmäßig trainieren gehen. Also: Wie sind die anderen Trainierenden drauf? Magst du das Personal? Passen die Öffnungszeiten? Einen reinen Alibi-Vertrag zur Gewissensberuhigung kannst du dir sparen ...

»Aber was, wenn man keine Zeit, Lust oder Geld für ein Fitnessstudio hat?«, sorgt sich Günter. »Gar kein Krafttraining machen?« Aber nein! Auch dafür lässt sich eine Lösung finden. Zum Beispiel durch regelmäßige Gymnastik zu Hause. Am besten suchst du dir ein paar Übungen für alle wichtigen Muskelpartien: für Schultern, Arme, Bauch, Rücken, Po und Beine. Zum Beispiel die gute alte Liegestütze. Sie trainiert etliche Muskeln gleichzeitig. »Viel zu schwer!«, empört sich Günter. »Außerdem: Was ist, wenn du keine einzige Liegestütze schaffst?« Nun, dafür gibt es eine sanftere Variante: Geh dazu nicht in die klassische Liegestützposition, sondern stütz deinen Körper unten mit den Knien ab! So brauchst du weniger Kraft. Weitere Übungen findest du in unzähligen Zeitschriften, Büchern, Broschüren oder im Internet – du musst nur danach suchen!

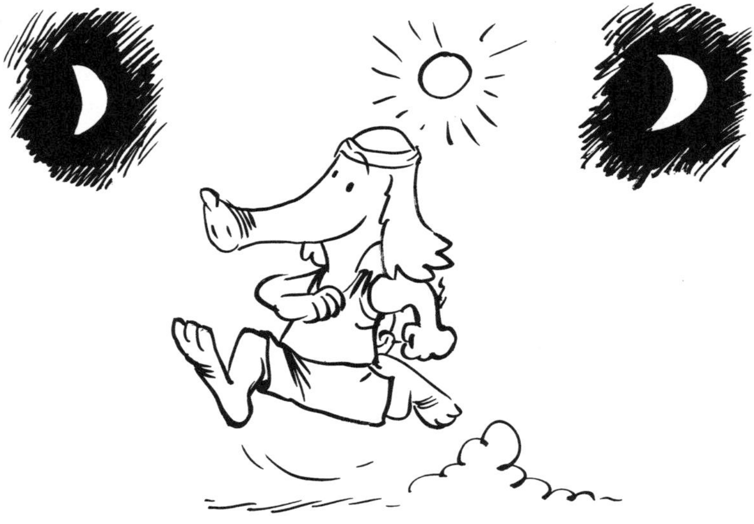

Auch Ausdauer muss sein –
dank guter Herzleistung,
Sauerstoffversorgung und
Motivation.

55. Ausdauersport

»Okay, verstanden«, knurrt Günter. »Entweder Krafttraining oder Gymnastik. Das reicht dann aber, oder?« Leider nein. Denn für echte Fitness und Gesundheit brauchst du auch Ausdauer, also die Fähigkeit, über einen längeren Zeitraum Leistung zu bringen. Deshalb muss es auch ein wenig Ausdauertraining sein. »Ausdauertraining? Rennen bis zum Umfallen? Niemals!« Cool bleiben, Schweinehund! Klar kannst du für mehr Ausdauer Laufen trainieren. Wenn dir aber das Laufen nicht liegt, bleiben immer noch Radfahren oder Gehen, Skilanglauf, Rudern, Inlineskaten, Eisschnelllauf, Schwimmen ... »Halt! Stopp! Und was ist mit der Puste? Die reicht dafür doch nie im Leben.« Aber Günter! Natürlich ist auch die Ausdauer nur eine Frage des richtigen Trainings.

Klar gibt es ein paar Grenzen beim Ausdauersport, zum Beispiel die Sauerstoffsättigung: Ist nicht genügend Sauerstoff im Blut, bekommt dein Muskel Atemnot und wird müde. Dann klappt es nicht mehr mit der Glykolyse und du brauchst eine Pause. So ein Sauerstoffmangel tritt mit steigender Belastung auf. Auch wenn dein Herz nicht mehr genügend Blut in die Muskeln pumpen kann, machst du schlapp – die Herzleistung ist begrenzt. Genauso wichtig für lange Belastungen ist aber auch deine Motivation. Erschöpfung ist nämlich sehr subjektiv. Wann es zu anstrengend wird, ist von Mensch und Situation abhängig.

Ausdauertraining ist
langfristig ausgerichtet –
egal, ob bei Freizeit-
oder Leistungssport.

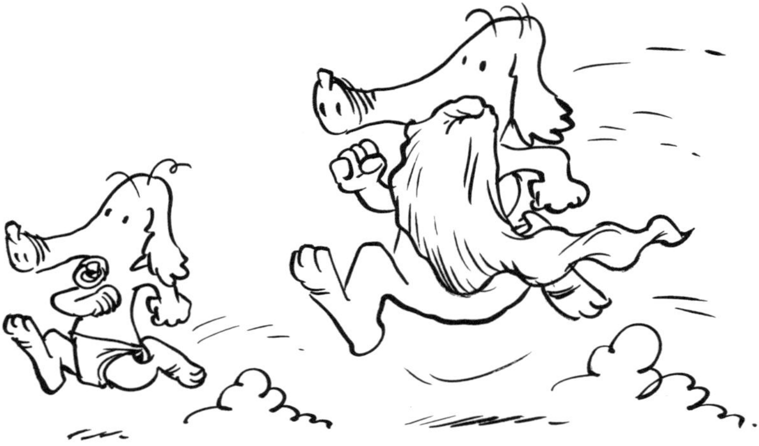

56. Ausdauertraining – Teil 1

Freu dich: Wenn du die Ausdauer trainierst, verbesserst du deine Gesundheit noch mehr als beim Krafttraining. Insbesondere reduzierst du deutlich dein Herzinfarktrisiko, verbrennst Fett, verlierst Gewicht, stärkst das Immunsystem und verbesserst das Blutbild. Schließlich passt sich dein Körper wie immer an steigende Belastungen an. Und auch beim Ausdauertraining geht es wieder um den schlauen Wechsel aus Reiz und Regeneration, sodass du dank Hyperkompensation immer fitter wirst.

Wie fit, das hängt davon ab, was du erreichen willst. Geht es dir vor allem um allgemein bessere Fitness? Dann reden wir vom Breiten- und Freizeitsport. Sieh es locker! Dafür musst du dich sicher nicht quälen. Willst du aber Leistungssport machen, muss das Training schon etwas härter sein und mit teilweise intensiven Belastungen arbeiten. Im Großen und Ganzen geht es aber in beiden Fällen darum, ein dauerhaft stabiles Niveau zu erreichen – über Jahre hinweg. Du hast also genügend Zeit dafür!

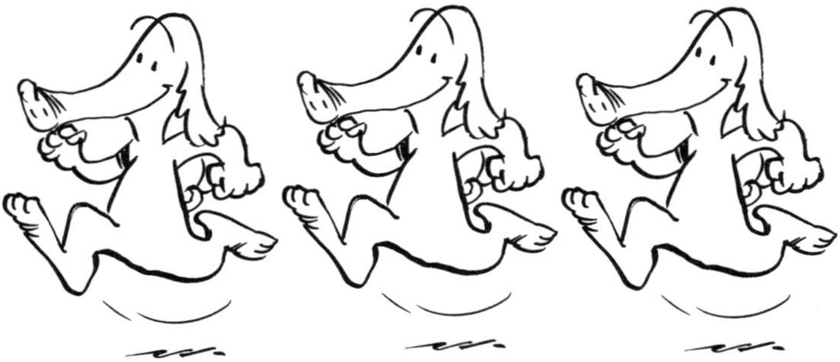

Dauermethode: konstante Belastung, aerob.

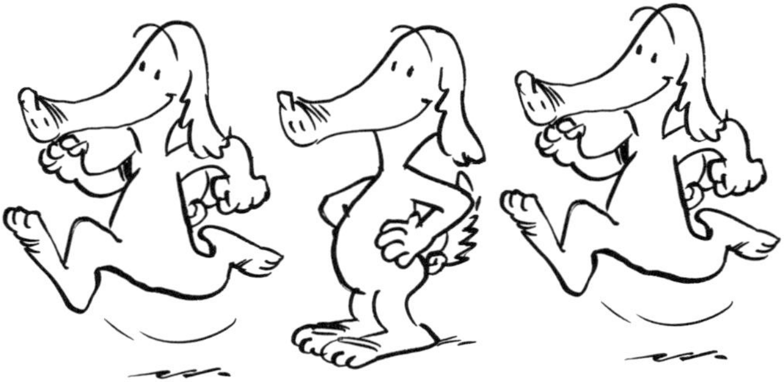

Intervallmethode: Intervallbelastung, aerob-anaerob.

57. Ausdauertraining – Teil 2

Im Wesentlichen gibt es zwei Arten, Ausdauer zu trainieren: die Dauermethode und die Intervallmethode. Bei der Dauermethode bleibt die Belastungsintensität konstant. Allerdings wird sie nicht so intensiv, dass du anaerob Energie gewinnen müsstest. Die sogenannte anaerobe Schwelle überschreitest du nicht. Du kriegst jederzeit so viel Luft, dass du die Belastung nicht abbrechen musst. Die Dauermethode ist gut für die Grundlagenausdauer bei Anfängern oder zur Saisonvorbereitung beim Leistungssport. Und auch immer wieder während der Saison.

Bei der Intervallmethode hingegen ist die Belastung nicht konstant, sondern intervallartig. Und die Belastungsintensität liegt im aerob-anaeroben Übergangsbereich – du musst also teilweise schon richtig schnaufen und produzierst das saure Laktat. Außerdem sind die Pausen so kurz, dass du dich nicht vollständig erholst. Das heißt also, der Trainingsreiz wird intensiver und die Erschöpfung stärker. Das hebt die anaerobe Schwelle an, du trainierst also, deine Sauerstoffgewinnung möglichst lange zu nutzen. Außerdem verbessert die Intervallmethode deine Erholungsfähigkeit und Toleranz gegenüber der entstehenden Milchsäure. Schließlich brauchst du all das im Wettkampf.

Der optimale
Belastungspuls
liegt grob gesagt
bei 180 minus
Lebensalter.

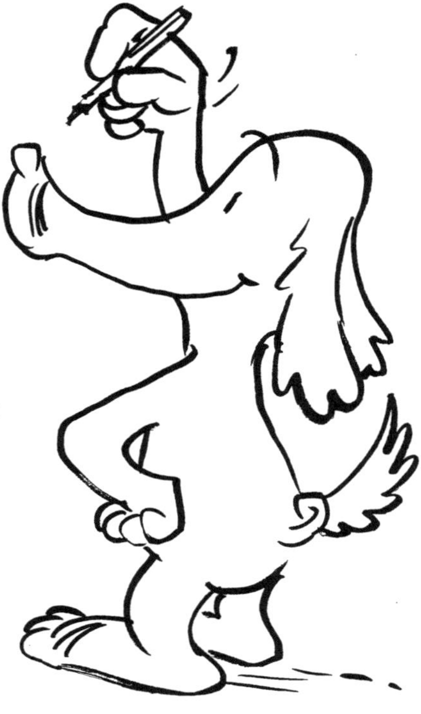

58. Joggen – Teil 1

»Und was nützt das ganze Wissen jetzt praktisch?«, fragt Günter. Ganz einfach: Du kannst dir so schöne Sportarten wie das Joggen beibringen. »Joggen? Verschwitzte, rotgesichtige, schwer schnaufende Parkaffen? Lächerlich!« Nein, Günter, so natürlich nicht. Diese Sorte Jogger macht ganz offensichtlich etwas falsch – sie belastet sich anaerob und dürfte einen Mordsmuskelkater kriegen. Idealerweise joggst du nämlich mit der Dauermethode, also schön gleichmäßig und in aerober Belastungsintensität. Dabei solltest du immer locker Luft holen können. Ehrlich: Wenn du dich nebenher nicht mehr problemlos unterhalten kannst, belastest du dich zu sehr. Also japsen? Auf keinen Fall! Tempo runter!

Den optimalen Belastungspuls übrigens kannst du ausrechnen: Die Formel lautet Ruhepuls + (220 – ¾ des Alters – Ruhepuls) x 0,6 für Untrainierte, x 0,65 für mäßig Trainierte beziehungsweise x 0,7 für gut Trainierte. Also nehmen wir mal an, eine 36-Jährige hat einen Ruhepuls von 60 und ist mäßig trainiert, dann ergibt das einen optimalen Belastungspuls von 60 + (220 – 27 – 60) x 0,65 = 146. Sowohl der Ruhepuls als auch der Trainingsfaktor am Ende berücksichtigen dabei den individuellen Trainingszustand. Ganz grob kann man aber auch sagen, der optimale Belastungspuls liegt bei 180 minus Lebensalter.

Sehr lockeres Jogging
regeneriert …

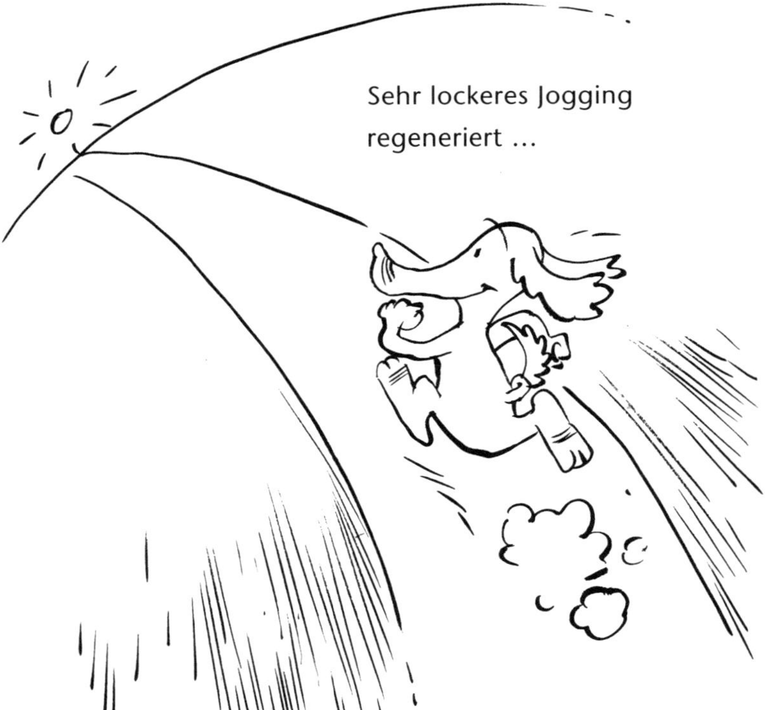

… und verbrennt Fett.

59. Joggen – Teil 2

Joggst du mit dem optimalen Belastungspuls, steigerst du deine Ausdauer und physische Belastbarkeit. Außerdem stärkst du das Herz-Kreislaufsystem. Infarkt? Schlaganfall? Bluthochdruck? Nein, danke!

Wenn du übrigens mit noch niedrigerem Puls läufst, regenerierst du eher, statt zu trainieren. Außerdem verbrennst du dabei besonders viel Fett. Das hilft natürlich beim Abnehmen. »Ach, dann muss man sich gar nicht quälen, um durchs Laufen abzuspecken?« Im Gegenteil! Fett verbrennst du besonders locker. So ein besonders entspanntes Jogging ist auch bestens geeignet, um dabei in Ruhe deine Gedanken fließen zu lassen, Ideen zu sortieren, Landschaft und Leute zu gucken oder dem MP3-Player zu lauschen. Du kannst es alleine tun oder mit anderen zusammen.

Wenn du noch untrainiert bist und mit dem Joggen beginnen willst, dann mach erst mal lockeres Intervalltraining: zwei Minuten laufen, eine Minute gehen, zwei Minuten laufen, eine Minute gehen und so weiter. Nach ein paar Trainingseinheiten wirst du rasch ausdauernder. Dauerbelastungen machst du am Anfang am besten auch nur sehr langsam: Nur ein bisschen schneller joggen, als du gehen würdest. Und immer schön atmen, atmen, atmen. Schon bald wird dir das Laufen leichtfallen – und dann willst du immer längere Strecken joggen.

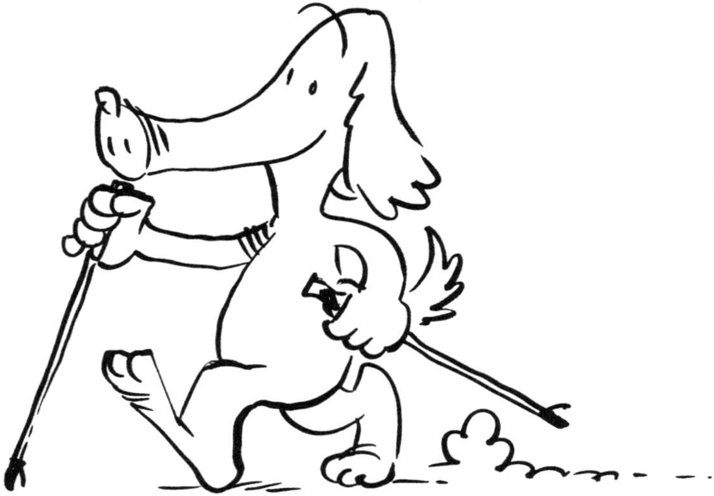

Lockeres Ausdauertraining für den ganzen Körper?
Nordic Walking!

60. Nordic Walking

»Aber ist Jogging nicht sehr belastend für die Gelenke?«, sorgt sich Günter. Na, wieder auf der Suche nach Ausreden? Dabei hat der Schweinehund diesmal sogar Recht: Joggen belastet die Gelenke wirklich. Schließlich läuft man ja eine Weile und meist auf einem festen Untergrund.

Ein gelenkschonender und bequemerer Ausdauersport ist dagegen das »Nordic Walking«. Dabei spazieren die Sportler ziemlich zügig durch die Gegend und unterstützen ihren Gang dabei durch den rhythmischen Einsatz zweier Stöcke, die so ähnlich aussehen wie Skistöcke. »Skistöcke? Ohne Schnee?« Genau! Ursprünglich war das Nordic Walking nämlich ein Training für Skilangläufer im Sommer. Ziel war es, auch ohne Schnee fit zu bleiben. Mittlerweile aber werden spezielle Nordic-Walking-Stöcke hergestellt und keine Skistöcke mehr verwendet. Praktisch am Nordic Walking ist einerseits das sanfte Herz-Kreislauf-Training und andererseits, dass dabei auch die Oberkörpermuskulatur beansprucht wird. Probier es mal aus! Aber richtig: Die Arme schön bewegen!

Gute Laufschuhe
dämpfen, stützen
und gleichen
aus. Sie müssen
zu deinem Fuß
passen.

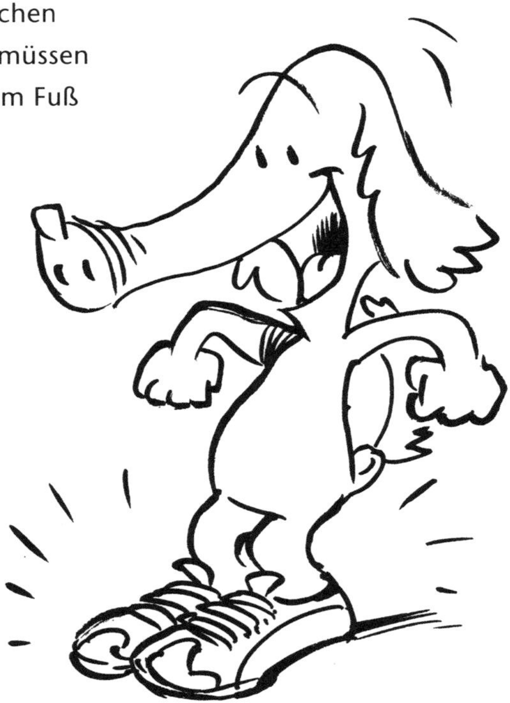

61. Laufschuhe

»Klingt mir zu langweilig, dieses Spazierengehen mit Skistöcken!«, lästert Günter. »Dann doch lieber normal laufen.« Okay, dann brauchst du als Erstes den passenden Laufschuh. Gute Laufschuhe dämpfen nämlich den Schritt. Und sie führen deine Bewegung. So werden die Gelenke nicht zu stark belastet. Im Gegensatz zu anderen (Sport-)Schuhen haben sie einen starken Fersenkeil. Das unterstützt das Abrollen. Und manche Modelle haben außerdem Gelenkstützen, vor allem hinten im Fersenbereich, um ein Umknicken zu verhindern. Auch Fußfehlstellungen sollten die Laufschuhe ausgleichen. Ziemlich häufig ist zum Beispiel die sogenannte Überpronation. Dabei knickt der Fußrand beim Auftreten stark nach innen ein und belastet Bänder, Sehnen und Gelenke. Das ebenfalls häufige Gegenteil heißt Supination: Hierbei kantet der Fuß sehr stark nach außen. Du siehst schon: Es ist wichtig, solche kleinen Fehler mit dem Schuh zu korrigieren. Sonst kriegst du nach ein paar Kilometern Probleme.

Am besten kaufst du dir Sportschuhe im Fachgeschäft und lässt dich gut beraten. Welche Schuhe passen zu deinen Füßen? Zu deinem Gewicht? Zu deinen Anforderungen? Übrigens kannst du oft auch per Videoanalyse checken lassen, ob die Schuhe richtig für dich sind. Gleich im Geschäft auf dem Laufband.

Pulsuhren messen die Herzfrequenz über Hautelektroden. So optimierst du das Training.

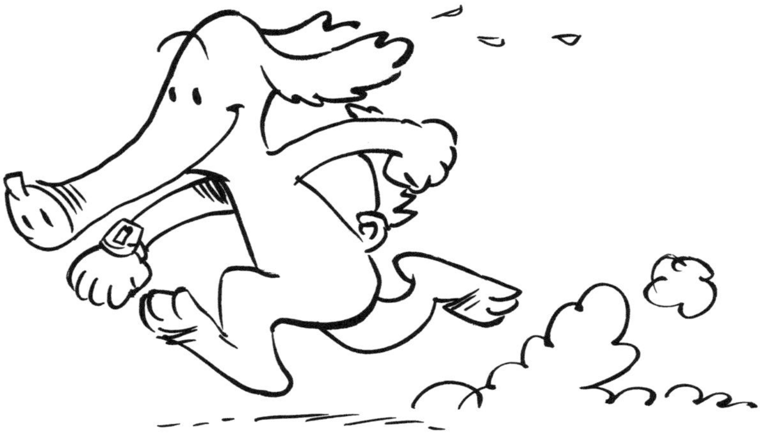

62. Pulsuhr

»Dann kann es ja losgehen mit dem Laufen!«, freut sich Günter. »Nur eine Frage noch: Wie misst du am besten deinen Puls? Ist es nicht unpraktisch, beim Laufen ständig an Handgelenk oder Hals die Zahl der Herzschläge zu ertasten?« Und ob! Viel besser ist da ein Herzfrequenzmessgerät, auch Pulsuhr genannt. So ein Ding besteht aus zwei Teilen: einem Messgerät mit Sender, das die Anzahl der Herzschläge pro Minute bestimmt. Und einem Empfänger, der den Wert anzeigt und meist noch ein paar Zusatzfunktionen hat.

Das Messgerät besteht in der Regel aus einem flexiblen Brustgurt. Darin stecken zwei Hautelektroden, die die elektrischen Signale des Herzschlags wahrnehmen. Dann senden sie die Info an den Empfänger. Der sitzt meist am Handgelenk und sieht aus wie eine normale Armbanduhr. Er zeigt dir nun genau den Puls an, beziehungsweise kann dich per Alarm warnen, wenn du dich zu sehr anstrengst, berechnet den Kalorienverbrauch, misst die Belastung, deine Anzahl von Schritten und anderes – je nachdem, welches Modell du dir aussuchst und was du wissen willst. »Prima!«, sagt Günter. »So entsteht mit Sicherheit keine Sauerstoffschuld!« Genau, so bleibst du immer schön im aeroben Trainingsbereich.

Auch die 42,195 Kilometer
eines Marathons ...

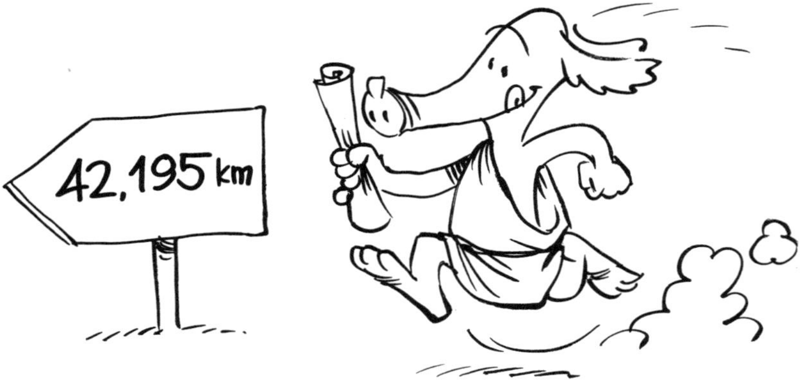

... sind mit dem richtigen
Training machbar.

63. Lust auf einen Marathon?

»Prima, jetzt bin ich bestens fürs Laufen gerüstet.« Genau. Wenn du willst, kannst du jetzt laufen, laufen, laufen – bis zum Marathon. »Marathon? Du spinnst wohl!«, entrüstet sich Günter. »So was ist doch viel zu gefährlich!« Tatsächlich: Der griechischen Legende nach entstand der Marathonlauf dadurch, dass nach dem Sieg der Athener bei der Schlacht von Marathon ein Läufer 40 Kilometer nach Athen gelaufen ist. Dort verkündete er die Botschaft »Freut euch, wir haben gesiegt!« – und brach dann tot zusammen. Der Ärmste! Er kannte offenbar das richtige Training noch nicht. Denn damit ist ein Marathon wirklich machbar.

Die heutige Marathondistanz beträgt genau 42,195 Kilometer. Und natürlich ist diese Strecke untrainiert nicht so einfach zu machen. Ausdauer, Widerstand gegen die Belastungen des Laufs, die Motivation – alles muss stimmen. Am schlimmsten aber ist der »Mann mit dem Hammer«. So bezeichnen Marathonläufer das Müdigkeitsgefühl nach etwa 32 Kilometern. Bis dorthin reichen nämlich die Glykogenvorräte im Körper – sie betragen etwa 2000 Kalorien. Danach gewinnen die Muskeln ihre Energie nur noch aus den Fettreserven. Und das spürt man eben durch einen starken Ermüdungsschub. Klar also, worauf sich das Marathontraining stark konzentrieren muss: die Glykogenvorräte zu maximieren und mehr Energie aus dem Fettstoffwechsel zu ziehen.

Im Training langsam
steigern auf 60 bis
200 Kilometer
pro Woche.

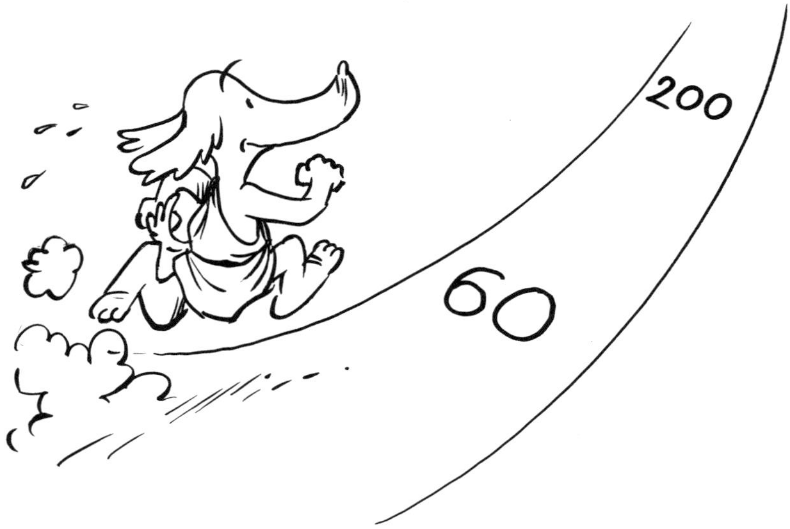

64. Das Marathontraining

Der Freizeitsportler trainiert für einen Marathon am besten mit langen langsamen Läufen, wobei er gegebenenfalls Gehpausen einlegt. 60 Kilometer pro Woche sollten es schon sein, wobei der längste Lauf maximal 30 Kilometer umfasst. Spitzensportler hingegen trainieren bis zu 200 Kilometer pro Woche. Außerdem machen sie dabei viel Intervalltraining.

Natürlich erreicht man die Fitness für einen Marathon nicht von heute auf morgen. Deswegen dauert ein guter Trainingsplan auch sechs Monate, wobei die Laufleistung alle zwei Wochen gesteigert wird. »Sechs Monate? Geht es nicht schneller?«, will Günter wissen. Doch, sogar in zehn oder zwölf Wochen. Aber nur, wenn du schon eine gute Grundlage hast und ein oder zwei Jahre lang regelmäßig läufst.

Am Ende der Trainingsphase reduziert der Profi seine Laufstrecke auf 50 bis 75 Prozent der Marathonstrecke, der Amateur hat dann erst 50 bis 75 Prozent erreicht. Dann kommt eine zweiwöchige Trainingspause für die Superkompensation. So ist man fürs Rennen topfit. Nur Profis trainieren hier noch ein bisschen – aber auch nur sehr locker. Es gilt: Füße hochlegen und Kraft tanken. Und dann kommt das Rennen.

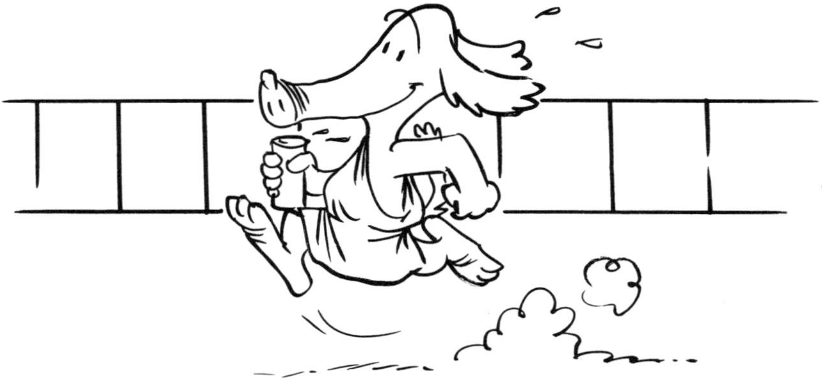

Beim Wettkampf: Kräfte gut einteilen, isotonische Drinks und Kohlenhydrate zu dir nehmen.

65. Der Marathonlauf

In der Woche vor dem Wettkampf ist natürlich Kraft- und Kohlenhydrattanken angesagt: Iss viel Nudeln, Brot, Kartoffeln, Reis! Eventuelle Läufe sollten jetzt keinesfalls anstrengend sein. Und in den zwei Tagen vor dem Wettkampf läufst du am besten überhaupt nicht! Am wichtigsten ist nämlich, dass du ausgeruht an den Start gehst.

Beim Marathon selbst solltest du auf jeden Fall ein gleichmäßiges Tempo laufen. Gib vor allem am Anfang nicht zu viel Gas – das kann wegen der tollen Atmosphäre beim Wettkampf schon mal passieren. Überall stehen ja Menschen und feuern dich an. Aber lass dich lieber am Ende des Laufs anfeuern! Da brauchst du es mehr. Unterwegs trinkst du immer wieder. Am besten isotonische Drinks statt Wasser. Diese füllen nämlich das Salz nach, das du beim Laufen ausschwitzt. Auch Bananen kannst du unterwegs essen – für die Kohlenhydrate. Oder spezielle Kohlenhydrat-Gele, die du im Fachhandel bekommst. Schließlich muss deine Kraft reichen, um in mindestens fünf Stunden und dreißig Minuten durchs Ziel zu kommen. Sonst wirst du disqualifiziert. Schaffst du die Strecke unter vier Stunden, dann bist du ein guter Freizeitläufer. Der aktuelle Weltrekord für die Strecke liegt übrigens bei 2 Stunden, 4 Minuten und 26 Sekunden (gelaufen von Haile Gebrselassie am 30.09.2007). Aber daran musst du dich sicher nicht orientieren ...

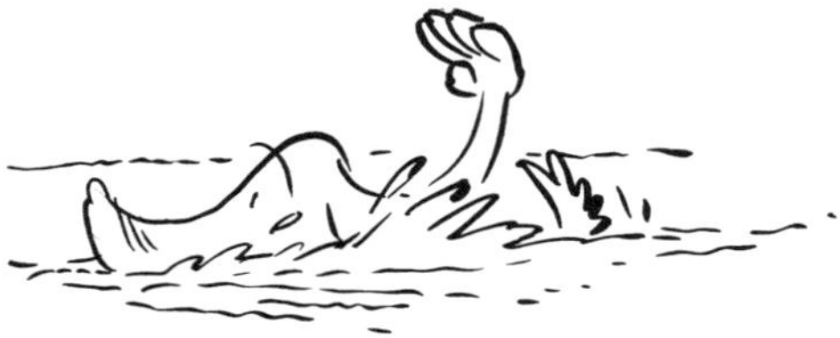

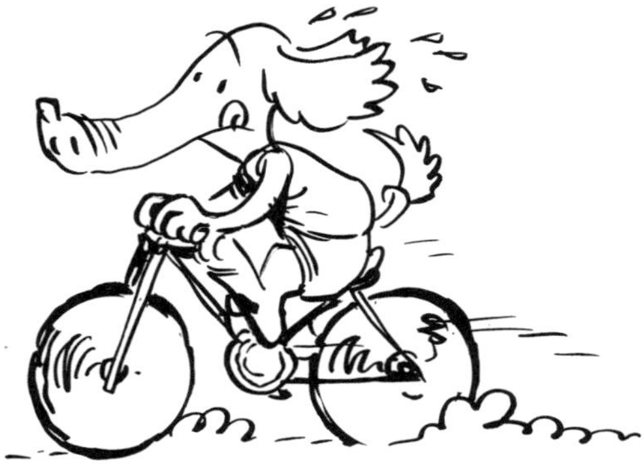

Triathlon =
Schwimmen +
Fahrradfahren +
Laufen.

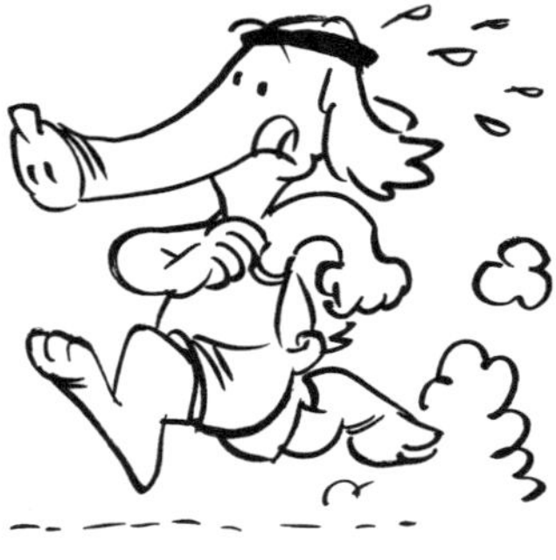

66. Triathlon und Ironman

»Und wie geht es einem nach dem Rennen?«, fragt Günter besorgt. Kar: Danach hast du erst mal jede Menge Muskelschmerzen, die erst nach zwei Wochen bis zwei Monaten komplett ausgeheilt sind. Aber: Du bist auch unheimlich stolz auf deine Leistung und willst beim nächsten Marathon wieder mitlaufen! Wetten?

Wer den Ausdauersport noch ein wenig erweitern möchte, kann auch Triathlon machen. Dabei wird nicht nur gelaufen, sondern auch geschwommen und Fahrrad gefahren. In der Volkssportdistanz schwimmst du 500 Meter, fährst 20 Kilometer Rad und läufst 5 Kilometer. Die Olympiadistanz geht über 1,5 Kilometer schwimmen, 40 Kilometer Rad fahren und 10 Kilometer laufen. Besonders Ambitionierte trauen sich sogar an den sogenannten Ironman heran, den Ultramarathon: Dabei heißt es 3,8 Kilometer schwimmen, 180 Kilometer Rad fahren und danach dann noch 42,195 Kilometer laufen – also einen kompletten Marathon zum Schluss! »Ja, spinnen die denn?«, wundert sich Günter. Dabei geht das durchaus! Es gibt nämlich auch den Doppel-, Dreifach-, Vierfach- und Fünffach-Ironman. Bei Letzterem werden – am Stück! – 19 Kilometer geschwommen, 900 Kilometer geradelt und 211 Kilometer gelaufen. Der Zehnfach- und Doppel-Zehnfach-Ironman hingegen werden auf mehrere Tage verteilt.

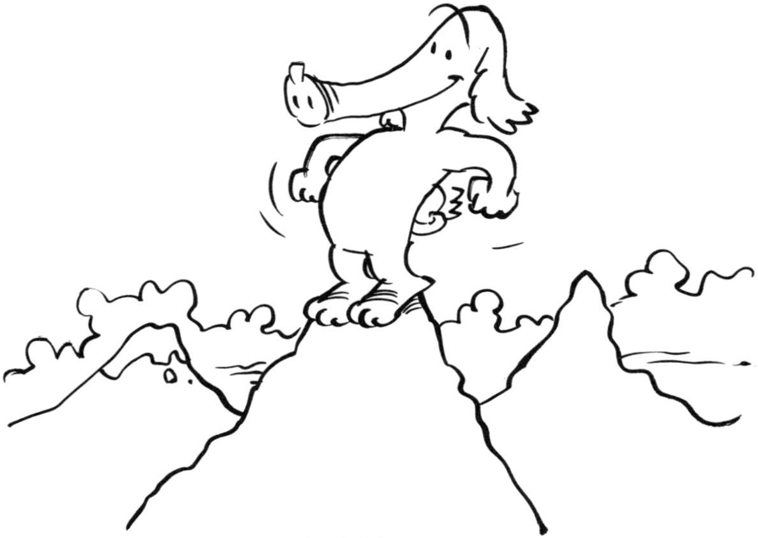

Beim Höhen-
training bilden sich
viele rote Blutkörperchen.
Das steigert deine Leistungsfähigkeit.

67. Höhentraining

Mit Training und Motivation ist also viel mehr möglich, als man meint. Also muss man nicht immer auf Günter hören, nur weil er mal motzt.

Eine elegante Möglichkeit übrigens, deine Ausdauer zu verbessern, ist das Höhentraining. Dabei machst du die Wettkampfvorbereitung in den Bergen. »Und wofür soll das gut sein?«, wundert sich Günter. Ganz einfach: Die Luft im Gebirge ist dünner als auf dem flachen Land. Daher enthält sie auch weniger Sauerstoff. »Aber das bedeutet ja, dass du schlechter Luft bekommst!« Genau! Und wie reagiert dein Körper, wenn du ihn forderst? Er passt sich mal wieder an: Indem er mehr rote Blutkörperchen bastelt! Diese transportieren nämlich den Sauerstoff zu den Zellen. Und wenn schon nicht mehr so viel Sauerstoff in der Luft enthalten ist, dann muss eben umso mehr davon ins Blut! Dank der vielen roten Blutkörperchen nun ganz einfach. »Aha!«, kombiniert Günter. »Und wenn du wieder im flachen Land bist, kann dein Blut dort mehr Sauerstoff aufladen als vorher. So bist du besser als andere.« Richtig, du bekommst einen ganz langen Atem. Schlau, oder?

Es gibt sehr viele
verschiedene Sportarten –
für jeden etwas.

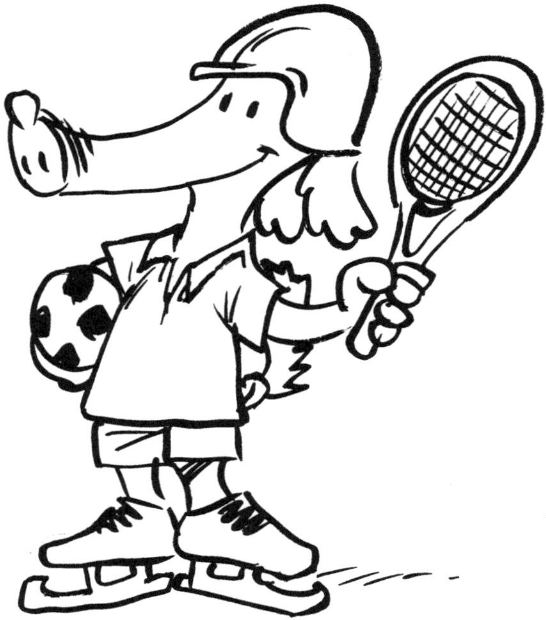

68. Weitere Sportarten

Günter grinst breit. »Schön, dann wirst du jetzt ja wirklich richtig sportlich! Aber was, wenn man weder Lust auf Krafttraining noch auf Ausdauersport hat? Muss man dann untätig die Füße hochlegen?« Natürlich nicht, Günter. Bislang haben wir ja nur Kraft und Ausdauer besprochen. Dabei gehören zur Fitness auch noch Schnelligkeit und Koordination. Und die trainierst du am besten mit anderen Sportarten.

»Ja, gibt es denn überhaupt noch weitere Sportarten?« Und ob! Zum Beispiel Aquafitness, Karate, Fußball, Skifahren, Turnen, Tischtennis, Mountainbikefahren, Hockey, Tanzen, Skilanglauf, Kanufahren, Basketball, Golf, Surfen, Squash, Go-Kart-Fahren, Wasserball, Boxen, Tennis, Baseball, Schwimmen, Gymnastik, Snowboardfahren, Inline-Skaten, American Football, Badminton, Eishockey, Judo, Rugby, rhythmische Sportgymnastik, Reiten, Tauchen, Volleyball, Gehen, Rudern, Kickboxen, Handball, Voltigieren, Skateboadfahren, Schlittschuhlaufen, Aerobic, Tae Bo, Radrennfahren, Spinning, Yoga, Beachvolleyball, Pilates, Bobfahren, Klettern, Leichtathletik, Bungee-Jumping, Gewichtheben, Schießen, Ringen, Skispringen, Rennrodeln, Curling, Bogenschießen, Fechten, Synchronschwimmen, Trampolinspringen, Freestyle Skiing, Rollschuhlaufen …

Der ideale Sport passt gut zu dir und deinen Zielen. Er fällt dir leicht und du hast Talent.

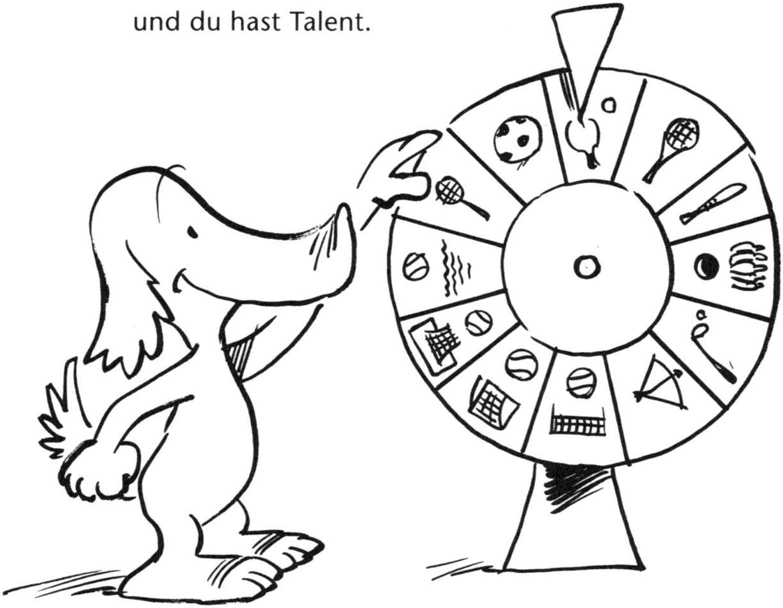

69. Finde deinen Lieblingssport!

»Genug jetzt!«, ruft Günter. »Da wird ja wohl für jeden was dabei sein, oder?« Mit Sicherheit. Am besten suchst du dir eine Sportart aus, die gut zu dir passt.

Orientiere dich dabei an deinen eigenen Stärken und Neigungen. Was machst du gerne? Wozu motivierst du dich besonders leicht? Was könntest du jahrelang immer wieder tun? Und wobei hast du am wahrscheinlichsten Erfolgserlebnisse? Also was kannst du besonders gut – am besten so gut, dass du darin von vornherein besser bist als andere? Wo liegen deine individuellen Sporttalente? Erfolgreichen Sportlern fällt ihre Sportart nämlich leicht und macht ihnen Spaß.

Bist du eher ein Einzelsportler oder Teamplayer? Magst du Ballspiele oder eher andere Sportgeräte? Willst du flexibel trainieren oder nach einem festen Zeitplan? Willst du unabhängig sein oder einem Verein beitreten? Magst du vor allem Wettkämpfe oder eher lockeren Freizeitsport? Bist du eher ein konventioneller Sportler, ein Fun-Sportler oder ein Extremsportler? Oder vielleicht ein kreativer Sportler, der gerne mal verschiedenste verrückte Dinge ausprobiert?

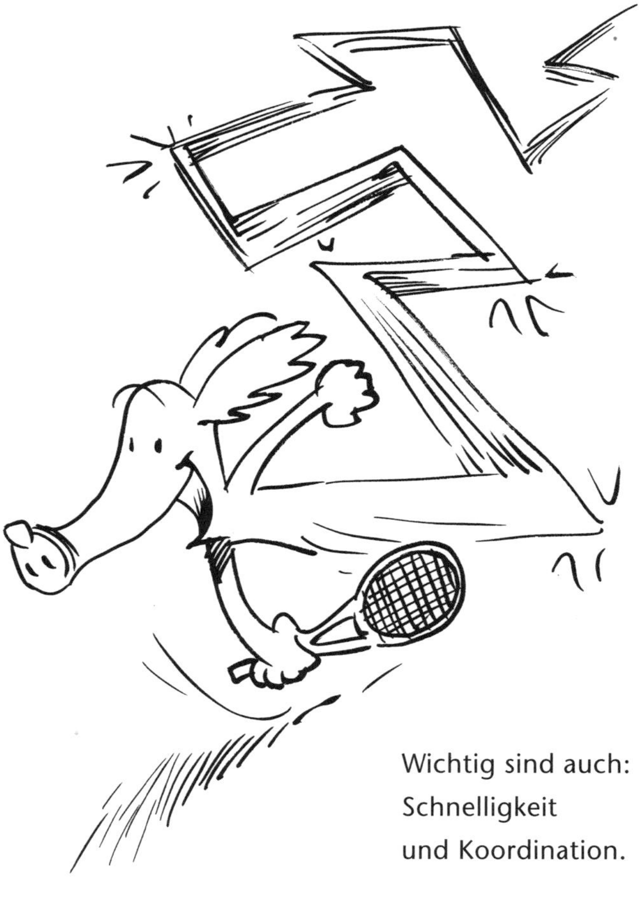

Wichtig sind auch:
Schnelligkeit
und Koordination.

70. Schnelligkeit und Koordination

Weitere Fragen, die du dir stellen solltest, sind: Was willst du mit dem Sport für dich erreichen? Mehr Gesundheit? Spaß? Bestätigung? Rehabilitation? Vitalität? Athletische Ausstrahlung? Ausgleich zum Alltag? Motivation? Geselligkeit? Außerdem: Welche Form von Fitness ist dir besonders wichtig? Ausdauer? Kraft? Schnelligkeit oder Koordination? »Moment: Über Schnelligkeit und Koordination hatten wir noch gar nicht gesprochen!«, merkt Günter an. Stimmt, gut aufgepasst, Schweinehund!

Also, Schnelligkeit ist die Fähigkeit, blitzschnell deine Muskeln zu aktivieren und maximale Power zu bringen. Wichtig ist das zum Beispiel beim Fußball, Volleyball oder Boxen. Schneller Sport macht dich also flink und spritzig.

Und Koordination ist zum Beispiel die Fähigkeit, richtig zu reagieren, und das gute Zusammenspiel von Armen und Beinen. Oder die Orientierung im Raum. Auch das Gleichgewicht zu halten, ist Koordination. Oder ein gutes Gefühl für Rhythmus zu haben. Die Umstellung von Bewegungen erfordert ebenfalls Koordination. Genauso die Anpassung an neue Situationen, zum Beispiel, wenn du mal stolperst. Klar: Deine Koordination verbesserst du vor allem bei Sportarten mit komplexen Bewegungsabläufen wie Squash, Skifahren, Tanzen oder Turnen.

Du willst gesund bleiben?

Präventionssport!

Oder wieder gesund werden?

Rehabilitationssport!

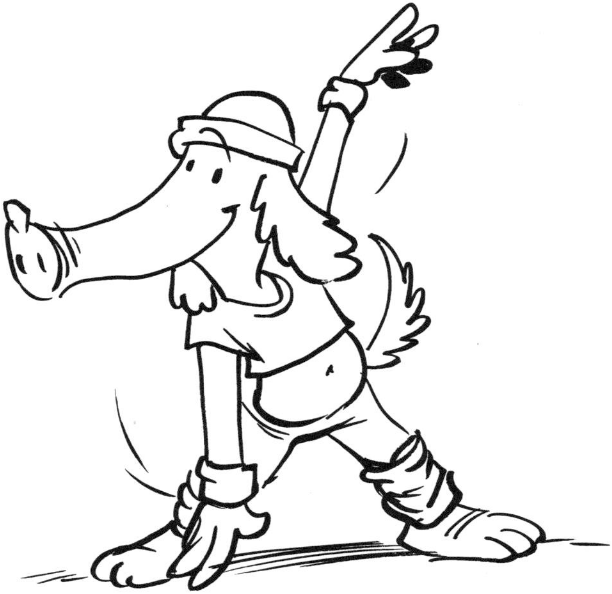

71. Prävention und Rehabilitation

»Hm ...«, zögert Günter. »So ganz glaube ich das alles noch nicht. Muss man sich wirklich bewegen, wenn man fit bleiben will?« Zum Glück ja! Denn wie viel Spaß Bewegung macht, erfährst du erst bei der Bewegung selbst. Machst du Sport nur aus reinen Vernunftgründen, dann wahrscheinlich von einer der folgenden Ausgangspositionen aus.

Erstens: Du bist gesundheitlich nicht eingeschränkt und möchtest das auch bleiben. Das heißt, Sport ist für dich vor allem Prävention, also eine reine Vorsorgemaßnahme. Schade, wenn du es so nüchtern betrachtest! Denn als reine Pflicht macht Sport natürlich weniger Spaß. Kann es vielleicht sein, dass du deinen Lieblingssport noch nicht gefunden hast?

Zweitens: Du hast gesundheitliche Probleme und willst etwas dagegen tun – eben mit Sport. Prima, aber es darf dir ruhig Spaß machen! Denn Rehabilitation geht mit Bewegung besonders gut – egal, ob Krankengymnastik, Gerätetraining, Laufband oder Fitnessgruppe. Sport gehört zur Heilung dazu. Schließlich baut man während einer Erkrankung oft etliche Muskeln ab, die hinterher dringend wieder drauf müssen. Oder die Herz-Kreislauf-Funktion muss besser werden. Oder die Widerstandskraft im Alltag. Also motz nicht, freu dich lieber! Du machst Sport.

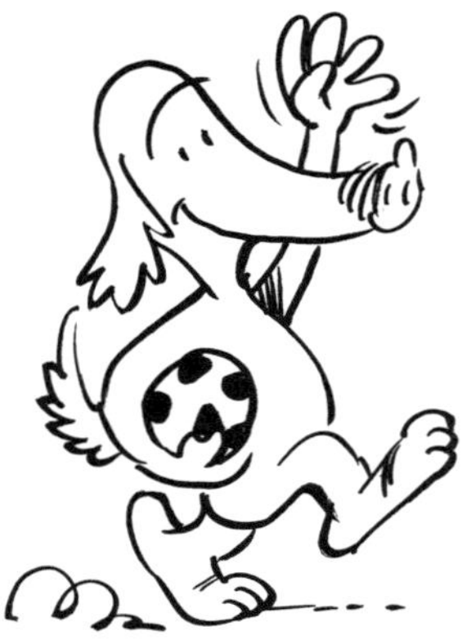

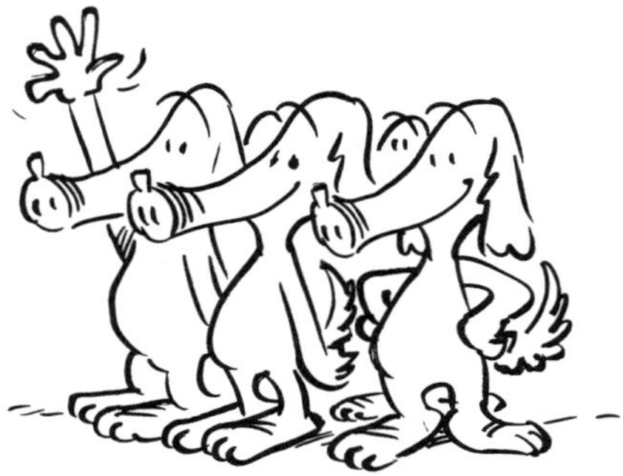

Wie magst du Sport am liebsten: Alleine, zu zweit oder in der Gruppe? Gegen- oder miteinander?

72. Cowboy, Spieler, Duellant oder Kursteilnehmer

»Ja, ja«, mault Günter. Vergiss nicht: Der Sport muss zu dir passen, damit er Freude macht.

Bist du eher der Typ »einsamer Cowboy«? Willst du beim Sport deine Ruhe haben vor anderen Menschen? Und motivierst du dich am liebsten selbst? Dann dürften Kraft- oder Ausdauersport gut passen.

Oder hast du lieber einen Ball bei der Bewegung? Bist du eher spaßorientiert? Liebst du den verspielten Kontakt mit anderen in der Gruppe? Kurz: Bist du ein kreativer Gruppenspieler? Dann dürften Ballspiele genau richtig für dich sein.

Oder spielst du am liebsten Mann gegen Mann beziehungsweise Frau gegen Frau? Dann brauchst du einen Sport, bei dem du dich in Duellen messen kannst: Tennis, Fechten, Squash, Karate, Badminton oder Ähnliches passen zu dir.

Vielleicht bist du aber auch ein Typ Einzelsportler, der trotzdem Spaß an Geselligkeit und Motivation in der Gruppe hat? Dann besuch doch einfach Kurse im Fitnessclub!

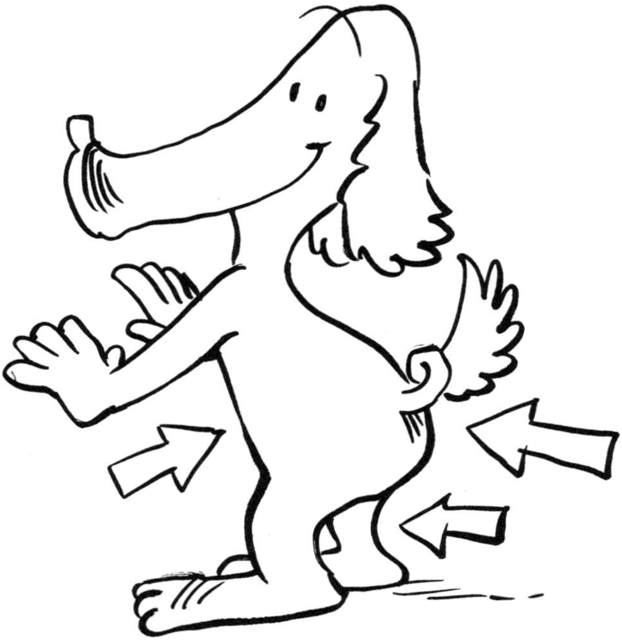

Bauch-Beine-Po ist Gymnastik für Bauch, Beine und Po.
Aerobic ist eine Mischung aus Tanz und Gymnastik.

73. Bauch-Beine-Po und Aerobic

»Kein Wettkampf? Von anderen motiviert werden? Und dabei nicht alleine sein?«, staunt Günter. »Das gefällt mir!« Also gut, auf in einen Fitnessclub! Dort findest du wahrscheinlich eine bunte Auswahl von Kursen, die du besuchen kannst: Aerobic, Bauch-Beine-Po, Qigong, Tae Bo, Pilates, Yoga, Spinning und so weiter. Da ist sicher was für dich dabei. »Ja, aber was bedeutet das alles?«

Bauch-Beine-Po ist ein spezielles Gymnastikprogramm für – na klar – Bauch, Beine und Po. In der Gruppe trainiert es sich eben oft besser! Und du kannst Trainingsfehler sofort korrigieren.

Aerobic ist ein sehr dynamisches Fitnesstraining. Dabei spielt man laut motivierende Musik, zu der du dich rhythmisch bewegst. Ein Trainer macht die Übungen vor. Dabei gibt er laute Anweisungen. Hauptsächlich geht es bei den Übungen um Kondition, Koordination und Kraftausdauer. Im Prinzip sind sie eine Mischung aus Gymnastik und Tanz. Und natürlich kannst du solche Aerobicübungen auch zu Hause alleine mit einer DVD machen, aber im Studio mit anderen macht es wirklich am meisten Spaß. Los, ausprobieren!

Qigong ist eine chinesische Meditations-, Bewegungs- und Konzentrationsform.

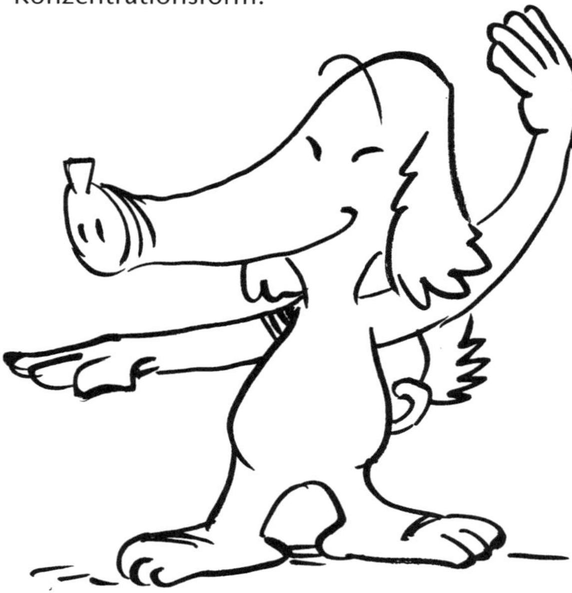

74. Qigong

»Und was ist dieses Qigong?«, fragt Günter. »Hört sich asiatisch an.« Richtig, Günter. Qigong stammt ursprünglich aus China. Es ist eine Mischung aus Meditations-, Konzentrations- und Bewegungsübungen. Laut Theorie sollen dabei Körper und Geist kultiviert werden, was aus der Ideologie der traditionellen chinesischen Medizin stammt. Auch Kampfkunstübungen fließen ins Qigong mit ein. Bei allen Übungen wird das sogenannte »Qi« angereichert und harmonisiert. »Hä? Das was?« Der chinesische Begriff Qi bedeutet Energie, Atem oder Fluidum. Aber auch Luft, Dampf, Hauch, Äther, Temperament, Kraft oder Atmosphäre. Außerdem bezeichnet es die Emotionen des Menschen sowie das Zusammenspiel seiner Nerven und Hormone.

»Klingt alles ziemlich esoterisch ...«, zweifelt Günter. Ja, zugegeben. Aber selbst wenn dir die Theorie komisch vorkommt, können dir die Übungen Spaß machen und helfen! Die Bewegungen sind nämlich gar nicht so einfach – und ein bisschen Konzentration und Meditation schaden dir sicher nicht. Außerdem: Qigong-Kurse werden sogar von Krankenkassen bezuschusst!

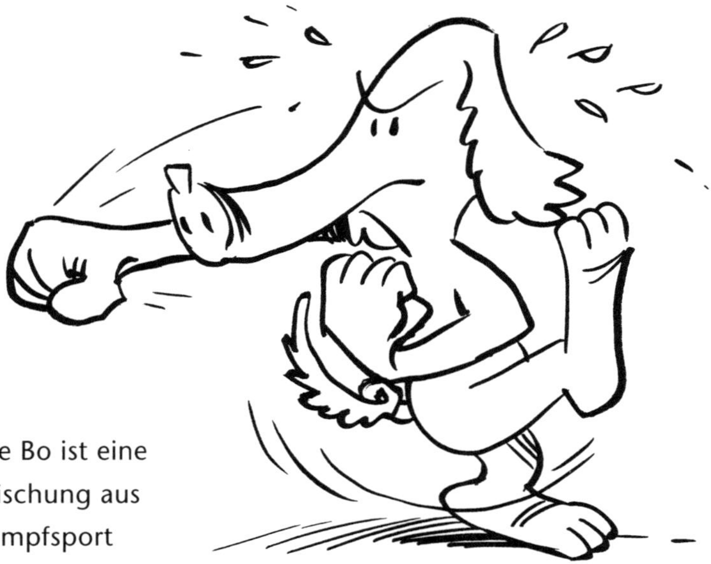

Tae Bo ist eine
Mischung aus
Kampfsport
und Aerobic.

75. Tae Bo

»Tae Bo, ist das auch was Chinesisches?«, fragt Günter. Nein, weit gefehlt! Tae Bo enthält zwar Elemente aus asiatischen Kampfsportarten wie Karate, Taekwondo oder Kickboxen. Aber es verbindet sie mit Aerobic, unterstützt von sehr schneller Musik.

Der Name Tae Bo ist ein Akronym, also ein Kunstwort, das aus den Anfangsbuchstaben mehrerer Wörter zusammengesetzt ist. »Und welche Wörter?«, will Günter wissen. Der Tae-Bo-Erfinder, der amerikanische Kampfsportler Billy Blanks, definierte es so: T steht für »Total commitment to whatever you do«, also »volles Engagement für was immer du gerade tust«. A für »Awareness of yourself and the world«, also »Bewusstsein für dich selbst und deine Umwelt«. E steht für »Excellence, the truest goel in anything you do«, also »Perfektion, das wahre Ziel deiner Handlungen«. B für »Body as a force for total change«, also »der Körper als Macht für totale Veränderung«und schließlich O für »Obedience to your will and your true desire for change«, also »Gehorsam deinem Willen gegenüber und deinem wirklichen Verlangen nach Veränderung«.

»Wow!«, staunt Günter. »Das hört sich aber kraftvoll an!« Oh ja. Das Training ist auch wirklich nicht ohne ...

Pilates ist ein systematisches Körpertraining zur Stärkung der Muskeln in der Körpermitte.

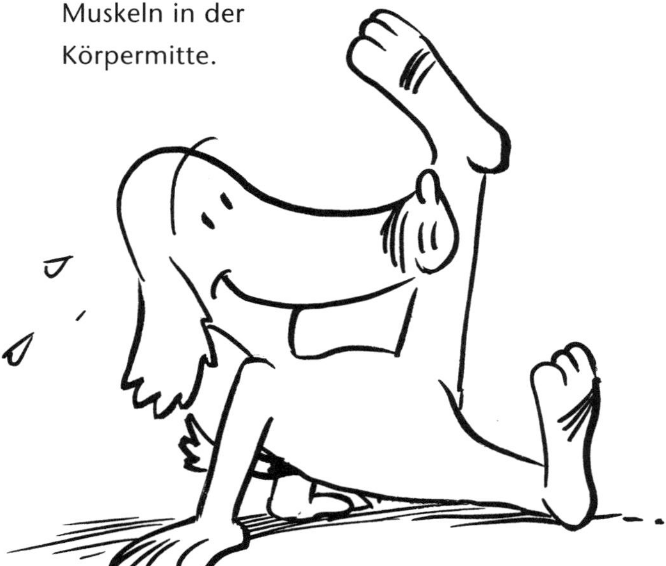

76. Pilates

»Und was ist Pilates?«, will Günter wissen. »Bestimmt auch was Amerikanisches mit Kampfsport?« Nein, Pilates kommt aus Deutschland. Genauer gesagt aus Mönchengladbach. Daher stammt nämlich der Erfinder Joseph Hubert Pilates (1880 – 1967) – obwohl er 1923 in die USA auswanderte.

Unter Pilates versteht man ein systematisches Körpertraining. Dabei werden vor allem die tief liegenden, kleinen Muskelgruppen angesprochen, die für eine korrekte und gesunde Körperhaltung sorgen, wie zum Beispiel die in der Körpermitte liegenden Muskeln rund um die Wirbelsäule oder die tiefen Rumpfmuskeln und die Beckenbodenmuskulatur – »Powerhouse« nennt man diese Muskeln beim Pilates. Und ihr Training heißt »Zentrierung«. Sämtliche Kraft- und Stretchingübungen sind übrigens langsam und werden bewusst und fließend ausgeführt, sodass dabei die Muskeln und Gelenke geschont werden. Wichtig ist die konzentrierte mentale Kontrolle über jede Bewegung. Auch die Atmung geschieht bewusst. Und bewusste Entspannung hilft dabei, Verspannungen zu lösen. »Klingt kompliziert!«, sorgt sich Günter. Na ja, eine gute Anleitung brauchst du am Anfang schon. Aber die bekommst du im Fitnessstudio hoffentlich! Genauso wie einen Krankenkassenzuschuss …

Das Yoga der
westlichen Welt
nennt man
Hatha-Yoga.
Es besteht im
Wesentlichen
aus konzentriert
durchgeführten
Körperübungen.

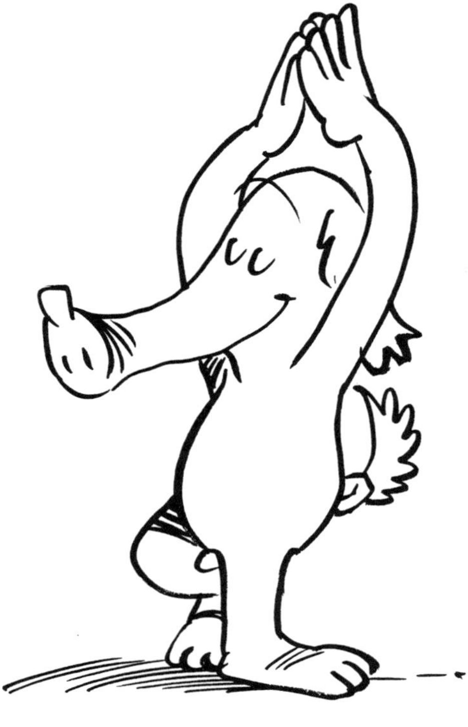

77. Yoga

»Stärkt man auch beim Yoga die Muskeln?« Und ob, Günter! Ohne durchtrainierte Muskeln ist die Körperbeherrschung nämlich gar nicht möglich. Allerdings geht es beim Yoga immer um das Wohlbefinden insgesamt – also nicht nur um den Körper, sondern auch um Geist und Seele. »Klingt mir zu abgehoben. Ich will fit werden und nicht Philosophie studieren!« Genau deswegen macht man beim Yoga auch vor allem körperliche Übungen – zumindest bei dem Yoga, das in der westlichen Welt praktiziert wird. Dieses Yoga heißt Hatha-Yoga. Das bedeutet »Anstrengung und Kraft«. Von der ursprünglichen indischen Yoga-Philosophie ist das weit entfernt.

»Also sitzen Yogis nicht alle auf Nagelbrettern und summen stundenlang Om?« Eher weniger, du Klischee-Schweinehund. Aber dass Yogis noch im hohen Alter fünfzehn Minuten Kopfstand schaffen, kommt vor. Schließlich trainiert man bei vielen Yoga-Übungen Beweglichkeit und Elastizität des Körpers. Genauso können Yoga-Übungen die Durchblutung verbessern, Schlafstörungen lindern, Kopf- oder Rückenschmerzen vermindern. Dabei helfen vor allem die sogenannten Asanas. Das sind konzentriert ausgeführte Körperübungen, die Kraft, Flexibilität, Gleichgewichtssinn und Muskelausdauer trainieren – lauter alte Fitness-Bekannte also. Außerdem hilft Yoga hervorragend gegen Stress. Einige Yoga-Übungen helfen sogar so gut, dass man ihre Kurskosten von der Krankenkasse erstattet bekommt!

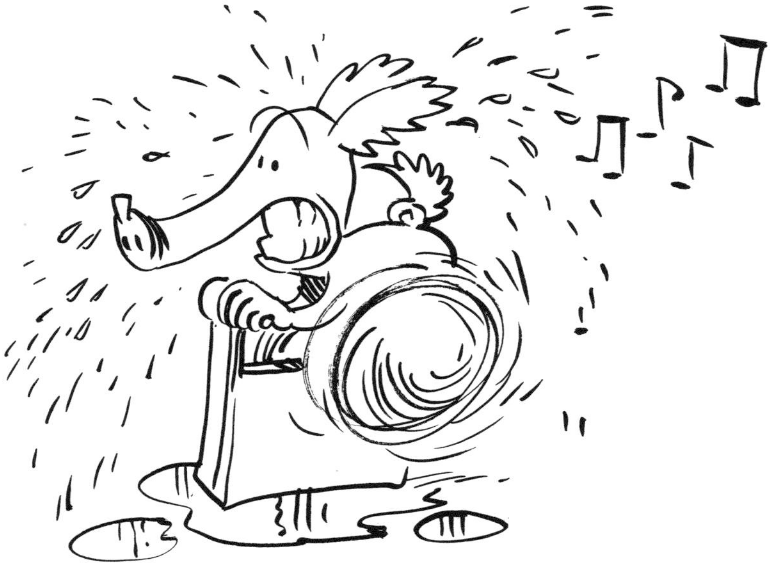

Spinning ist stationäres Ausdauerradeln mit hohem Widerstand, Musik und Schwung.

78. Spinning

»Ehrlich gesagt: Yoga klingt langweilig!«, zweifelt Günter. »Gibt es noch was mit mehr Action?« Und ob: das sogenannte Indoorcycling – auch »Spinning« genannt. »Hast das was mit Spinnen zu tun?« Nein, Günter, mit speziellen Fahrrädern. Die Spinning-Fahrräder sind nicht zur Fortbewegung gedacht, sondern sie stehen stationär, während sich nur ihre Räder bewegen. »Aha, wie Fahrrad-Ergometer also?« So ähnlich. Das Besondere an ihnen aber ist, dass der Radler beim Treten eine 18 bis 25 Kilo schwere Schwungscheibe in Gang setzt, die das Rad durch ihren Schwung in Bewegung hält. Und weil das Rad fest mit den Pedalen verbunden ist, muss man die Beine permanent mitbewegen. Beim Ergometer hingegen hört die Bewegung sofort auf, sobald man nicht mehr in die Pedale tritt. Außerdem kann jeder einzelne Fahrer einen individuellen Widerstand einstellen, der die Schwungscheibe bremst.

Und damit wären wir auch schon beim Sinn des Spinning: Es geht genau darum, nonstop in die Pedale zu treten, begleitet von rhythmischer Musik bei verschieden hohen Widerständen. Spinning ist also eine echte Ausdauersportart, die sehr viel Spaß macht. Die Spinnig-Gruppe radelt nämlich gemeinsam und hört dabei laut Musik, während ein Kursleiter Tempo und Übungen vorgibt.

Aquafitness ist Gymnastik im Wasser mit Musik,
Instructor und Hilfsmitteln.

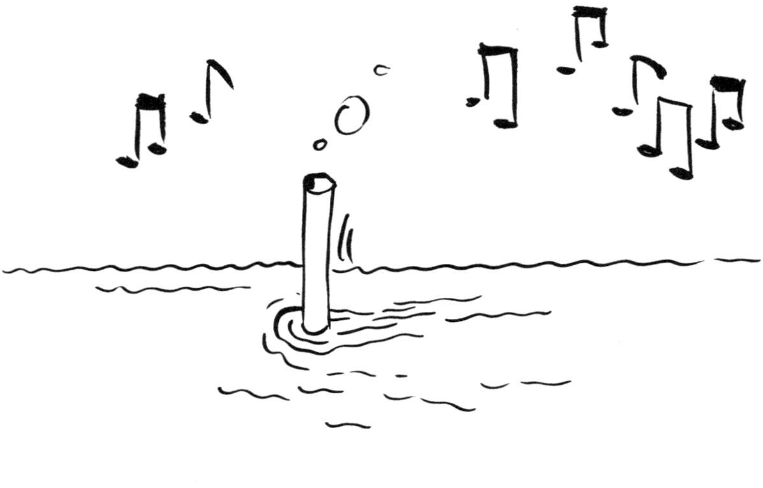

79. Aquafitness

Auch im Schwimmbad kannst du übrigens Sportgruppen besuchen und zum Beispiel Aquafitness machen. Das ist ein Ganzkörpertraining im Wasser mit Hilfsmitteln wie etwa Poolnoodle und Disc – besondere Schwimmhilfen aus Schaumstoff –, Gürteln oder Hanteln. Es findet entweder im flachen Wasser statt, wobei die Wasseroberfläche auf Brusthöhe liegt. Oder auch im tiefen Wasser, wo durch das gleichzeitige Schwimmen alles anstrengender wird. Doch Vorsicht, auch im Nichtschwimmerbecken ist Aquafitness nicht ohne: Obwohl du noch stehen kannst, ist es gar nicht so leicht, sich im Wasser zu bewegen – schließlich muss eine ganze Menge davon verdrängt werden. Und: Auch beim Aquafitness gibt es einen Übungsleiter, den sogenannten Instructor. Der steht am Beckenrand und gibt – ebenfalls zu motivierender Musik – Kommandos, welche Übungen dran sind.

Aquafitness ist besonders geeignet bei Übergewicht, weil das Wasser wunderbar trägt und die Gelenke schont. Trainiert werden vor allem Arme, Beine, Po und Rumpf. Natürlich auch die Kraft, Beweglichkeit und Ausdauer. Außerdem wird die Entspannung gefördert, denn hinterher fühlst du dich sehr wohl – und manchmal auch ganz schön erschöpft.

Beim Ballsport
trainierst du
deine Fitness
nebenbei –
schließlich geht
es um den Ball.

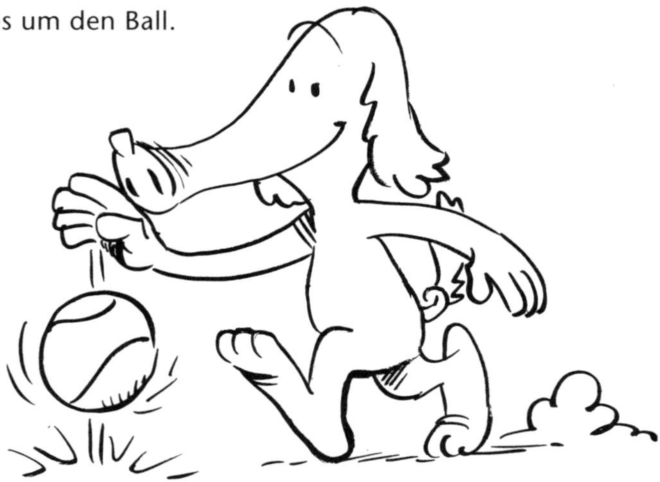

80. Ballsport

»Und wenn mir diese ganzen Kurse nicht gefallen?«
Dann kannst du immer noch auf Ballsport umsteigen: Basketball für die eher Großgewachsenen. Handball für Spieler mit Kraft beim Werfen. Fußball für alle mit dem Händchen im Fuß. Oder Volleyball für lange Menschen mit viel Ballgefühl. Und falls dir das zu konventionell ist, dann probier doch mal die Strandvarianten: zum Beispiel Beachvolleyball, Beachhandball oder Beachfußball!

Das Schöne am Ballsport ist: Du bewegst dich und verbesserst deine Fitness, ohne auf die Bewegung selbst zu achten – schließlich geht es ums Toreschießen, Körbe erzielen oder Punkte erspielen. Kondition, Kraft, Koordination und Schnelligkeit trainierst du so nebenbei. Und wenn du keinen Körperkontakt mit deinem Gegner magst, bleiben immer noch Sportarten wie Tennis, Badminton, Squash oder Tischtennis übrig. Dafür brauchst du auch nicht gleich eine ganze Mannschaft. Zu zweit geht es auch.

Klar solltest du hierbei deine Leistungsfähigkeit besonders gut einschätzen. Nicht, dass du dich über- oder unterforderst! Schließlich fallen Leistungsunterschiede beim Ballsport sehr stark ins Gewicht – du weißt ja: Der Schwächste bleibt bei der Mannschaftswahl immer bis zum Schluss übrig ... Kein schönes Gefühl. Aber: Haben alle das gleiche Leistungsniveau, haben auch alle viel Spaß!

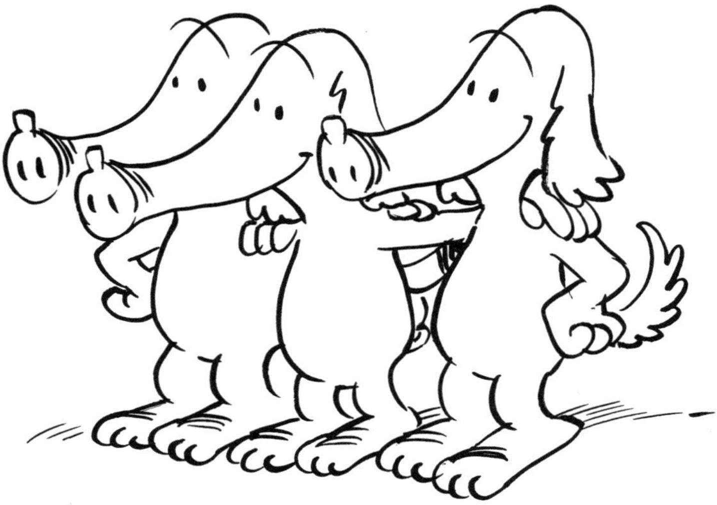

Teams müssen gut zusammenspielen.
Also: Wo ist das Ziel?
Und wer macht was wie?

81. Teams

Natürlich geht es beim Mannschaftssport nicht mehr nur um dich alleine, sondern ums ganze Team. Du bist nun ein Teil davon und stellst deine Leistung allen zur Verfügung, damit ihr euer gemeinsames Ziel erreicht: den Sieg, die Meisterschaft – oder vielleicht auch einfach nur ein bisschen Spaß am Wochenende. Wichtig ist also, dass allen von vorneherein die Ziele klar sind. Denn: Ist einer besonders wettkampforientiert, während der andere es eher locker nimmt, ist Stunk vorprogrammiert. Und: Wer hat welche Aufgaben? Wenn der Verteidiger anfängt zu stürmen und dafür die Abwehr vernachlässigt, gibt es ebenfalls Stress. Wenn aber alle am gleichen Strang ziehen, kann die Mannschaft große Leistung erbringen – obwohl vielleicht nicht jeder einzelne Spieler top ist. Die Gruppendynamik aber kann so manche Schwäche wettmachen.

Klar auch, dass Teams regelmäßig miteinander trainieren müssen. So lernen sie einander besser kennen und wachsen menschlich zusammen – ein Grund übrigens, warum Sportvereine Menschen oft viel Halt geben. Und im Wettkampf treten die Teams dann in ihrer Leistungsklasse – auch Liga genannt – gegen andere an. Möge der Bessere gewinnen!

Übrigens: Die Erfahrungen und Werte aus dem Sport nützen auch sonst im Leben. Leistungsbereitschaft, Mut, Zusammengehörigkeit, Fairness, Grenzen überwinden, Hilfsbereitschaft, Spaß am Spiel – wo sonst lernt man das alles gleichzeitig?

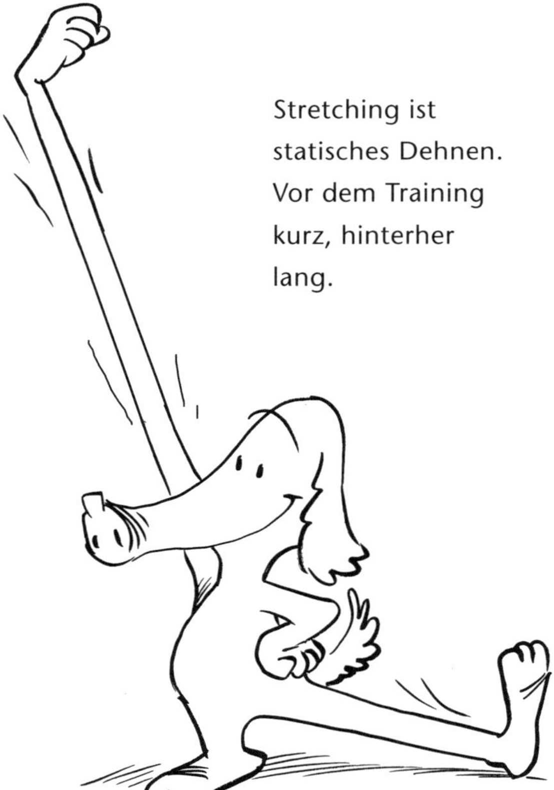

Stretching ist
statisches Dehnen.
Vor dem Training
kurz, hinterher
lang.

82. Stretching

»Dann lass uns endlich loslegen!«, feuert Günter an. »Rauf auf den Sportplatz!« Moment noch: Erst ist Stretching angesagt. Hierbei dehnst du deine Muskeln, verbesserst ihre Durchblutung und verminderst so dein Verletzungsrisiko. Außerdem beugt es Muskelverkürzungen vor und verbessert die Beweglichkeit.

»Ach, kenne ich: Dabei wippt man immer so hin und her.« Nein, falsch Günter. Beim wippenden Dehnen werden die Muskeln häufig überdehnt. Das macht verletzungsanfällig. Außerdem erhöht es die Muskelspannung, was den Muskel nicht dehnt, sondern verkürzt. Genauso falsch wäre es, bei Muskelkater zu dehnen. Das würde die kleinen Verletzungen nur verschlimmern statt zu bessern.

Am besten dehnst du einzelne Muskelgruppen statisch, also ohne Bewegung. Die einzelnen Dehnphasen sollten vor Training oder Wettkampf nur kurz andauern, damit der Muskel seine Schnellkraft nicht verliert. Danach aber darf es minutenlang dauern – das regeneriert, macht flexibel und lässt die Muskeln wachsen.

Saunabesuche sind gesund,
entspannend – und regen
die Regeneration an.

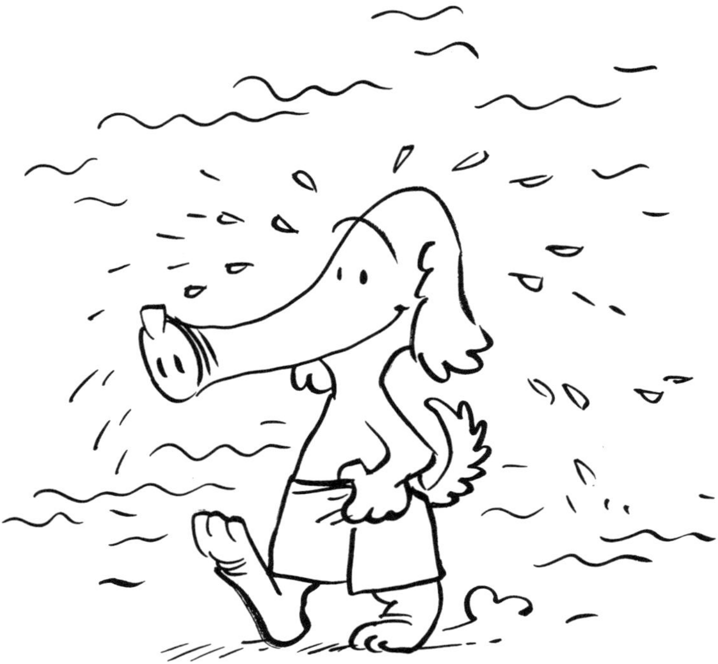

83. Sauna

»Und wenn das Training vorbei ist, geht es gleich nach Hause?« Muss nicht sein, Günter. Vielleicht kannst du ja danach noch in die Sauna gehen? »Sauna? Wozu soll denn Schwitzen gut sein?« Nun, gerade nach dem Training ist ein Saunabesuch der erste Schritt zur Regeneration, die dadurch prima beschleunigt wird. Saunieren entspannt die Muskulatur, senkt den Blutdruck, regt den Kreislauf an, den Stoffwechsel, das Immunsystem, verbessert die Atmung, bremst die Hautalterung, reinigt den Körper – kurz: Es ist rundum gesund! Nur bei Entzündungen, Herz-Kreislauferkrankungen, Thrombosen oder Krampfadern sollte man besser weg bleiben von der Sauna.

»Und wie läuft so ein Saunabesuch ab?«, fragt Günter neugierig geworden. Meistens so: Zuerst duschst du dich und trocknest dich wieder ganz ab. Dann betrittst du die Sauna und legst dich nackt auf ein Handtuch. Durch die starke Hitze von 50 bis 100 Grad Celsius fängt zunächst deine Haut zu schwitzen an, dann steigt deine Körpertemperatur auf bis zu 39 Grad. Nach 8 bis 15 Minuten gehst du wieder raus, duschst du dich kalt ab und steigst in kaltes Wasser. Das regt deinen Kreiskauf an und tut der Haut gut. Dann geht es an die frische Luft zum Sauerstofftanken. Anschließend legst du dich mindestens eine Viertelstunde lang in einen Ruheraum. All das wiederholst du nun zwei, drei Mal. Viel Spaß!

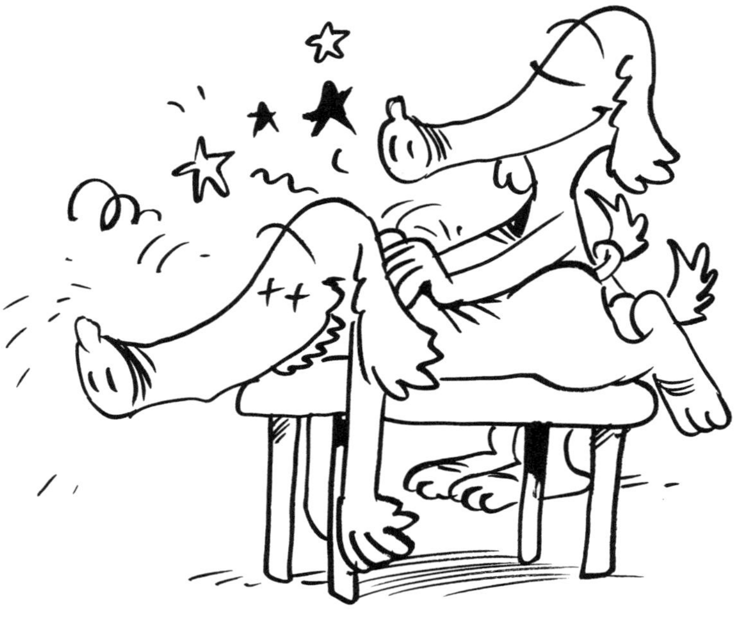

Fünf Massagehandgriffe: Streichung, Knetung, Reibung, Klopfung und Vibration. Das tut gut!

84. Massage

Auch eine Massage ist nach dem Sport zu empfehlen. Sie fördert ebenfalls die Regeneration. Darüber hinaus hat sie noch etliche andere positive Effekte: So verbessert sie die Durchblutung, senkt Blutdruck und Puls, entspannt die Muskulatur, lindert Schmerzen, wirkt auf innere Organe, entspannt, löst Ängste, vermindert Stresshormone, verbessert den Zellstoffwechsel im Gewebe, entspannt Haut und Bindegewebe – und kann sexuell erregen …

»Au ja!«, freut sich Günter. »Klingt prima. Aber welche Form der Massage passt am besten?« Lass dich darüber vom Masseur beraten. Bei den meisten Massagen werden übrigens nur fünf Handgriffe angewendet: Die Streichung – sie verteilt das Öl und fühlt sich sehr angenehm an. Die Knetung oder Walkung – dabei werden Haut und Muskel zwischen den Fingern geknetet, was gegen Verspannungen hilft. Die Reibung – wobei Fingerspitzen oder Handballen kreiselnde Bewegungen gegen Verhärtungen machen. Außerdem die Klopfung – schlagende Bewegungen mit Handkante, Hand oder Fingern, die die Durchblutung fördern und die Muskelspannung verändern. Und noch die Vibration – und zwar mit aufgelegten Fingerspitzen oder der flachen Hand. Sie lockert und löst Krämpfe.

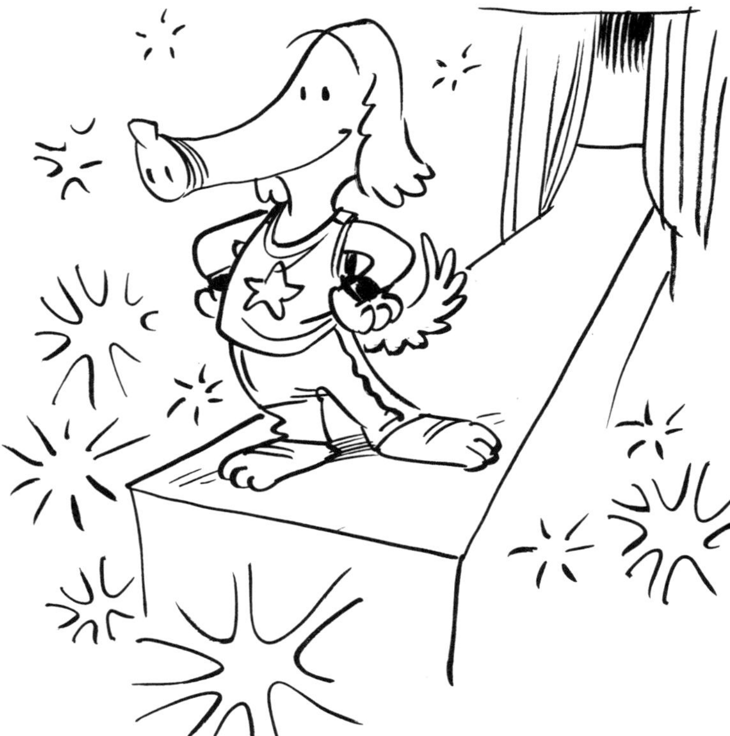

Jeder braucht eine
Grundausrüstung
guter Sportklamotten.

85. Sportklamotten

Bevor wir es vergessen, Günter: Ein guter Sportler braucht natürlich auch die passenden Kleidungsstücke. Mindestanforderung hierbei: eine Grundausrüstung für (fast) alle Gelegenheiten! Dazu gehört mindestens eine kurze Sporthose, ein T-Shirt, ein langer Trainingsanzug, Baumwollsocken sowie Sportschuhe für drinnen und welche für draußen und natürlich eine Badehose. Falls du davon etwas nicht zuhause hast: Kauf es dir! Darüber hinaus gibt es natürlich noch für jede Sportart Extras. Ob allerdings immer alle angebotenen Kleidungsstücke sinnvoll sind, darf bezweifelt werden. Am besten lässt du dich in einem Sportgeschäft beraten, was du wirklich brauchst. Meist sind die Verkäufer ehrlich genug, um dir keinen Schnickschnack anzudrehen.

»Hoffentlich sind die Klamotten auch schick!«, sorgt sich Günter. Vorsicht: Du solltest eher auf Funktionalität achten als auf Mode! Das ist wichtiger. Schließlich soll deine Sportbekleidung in erster Linie funktional sein, bequem und pflegeleicht. Und gute Qualität sollte sie haben – selbst wenn das etwas mehr kostet. Es geht schließlich um Gesundheit und Fitness; das müsste dir etwas wert sein. Zum Beispiel sind manche etwas teureren Funktionstextilien atmungsaktiv und nach außen trotzdem wind- und wasserdicht. Oder sie schützen besonders gut vor Kälte, obwohl sie ganz dünn und sehr bequem sind. Oder sie sind sehr robust, sehr weich, sehr leicht oder sehr anschmiegsam. Oder, oder, oder. Qualität eben.

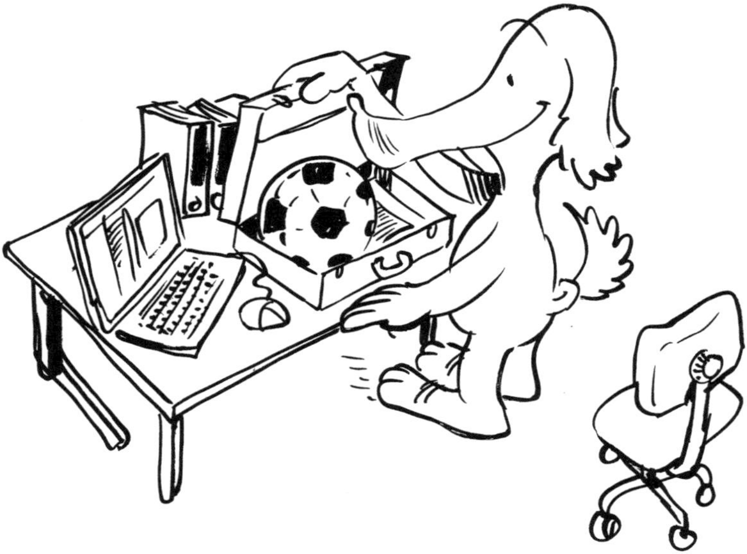

Organisiere Sport so,
dass er in deinen Alltag passt!

86. Der Sport in deinem Leben

Also, Kollege Schweinehund, es wird Zeit für eine Entscheidung: Welche praktische Rolle soll Sport zukünftig in deinem Leben spielen? Willst du wirklich damit anfangen? Oder dich darin verbessern? Dann leg los! Denn: In der Theorie ist Sport völlig sinnlos.

Damit Sport aber auch die wichtige Rolle bekommt, die ihm zusteht, muss er in dein Leben passen. Also: Was passt zu dir und deinen Tagesabläufen? Zum Familienleben und zum Job? Zu deiner Lebensphase? Zu deiner Gesundheit? Der feste Termin im Klub? Der lockere in der Freizeitgruppe? Das regelmäßige Spiel am Wochenende? Der flexible Waldlauf? Oder Krankengymnastik? Dann los! Aber: Denk vorher darüber nach, bevor du dann jammerst, dass es organisatorisch nicht klappt – und du es ganz bleiben lässt! Auch wenn du nicht gleich zum Sport-Profi wirst, ist das okay: lieber Fitness-Amateur als Schwächel-Meister! Nur ein bisschen Kraft, Ausdauer, Koordination oder Schnelligkeit ist besser als gar keine. Also: Betrachte Sport als eine neue Priorität in deinem Leben! Und gib ihm Raum – am besten jede Woche!

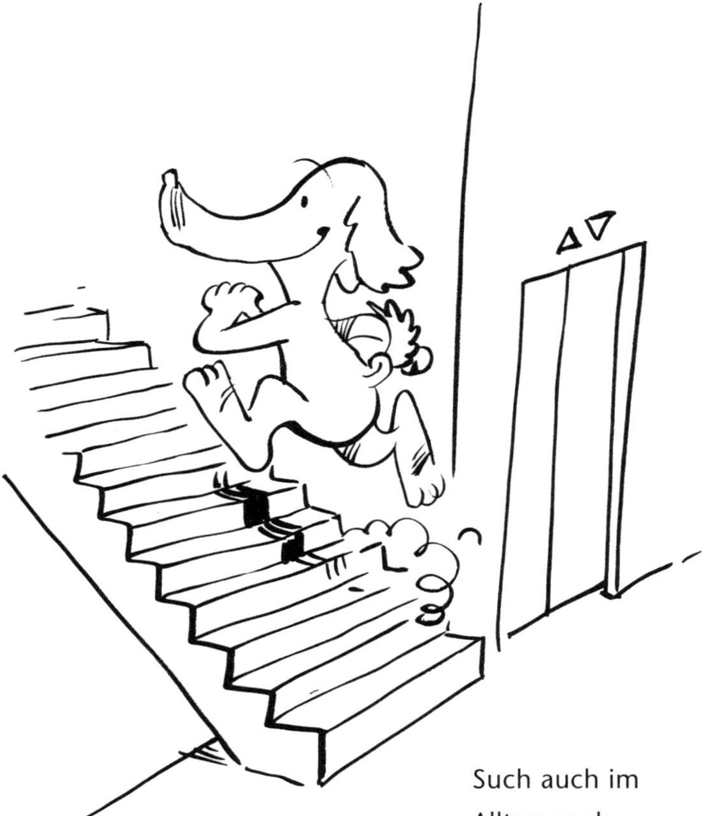

Such auch im
Alltag nach
Gelegenheiten,
dich zu bewegen!

87. Bewegung im Alltag

Einen großen Schritt in Richtung »Fitness-Allrounder« kann man übrigens auch im Alltag machen: Nutz einfach jede Gelegenheit dazu, dich zu bewegen! Nimm die Treppe statt den Aufzug! Fahr mit dem Fahrrad zur Arbeit! Geh öfter mit dem Hund spazieren! Park dein Auto immer ein paar Blocks vom Ziel entfernt! Setz dich nach der Arbeit nicht gleich hin, sondern schlüpf zunächst in deine Laufschuhe! Tobe mit den Kindern im Garten herum! Putz die Wohnung mit lauter Musik im Hintergrund und stell dir vor, du wärest in einem Aerobic-Kurs! Stell dir ein Laufband oder Ergometer vor den Fernseher! Telefoniere nur noch, während du stehst oder läufst! Besorg dir für deinen Computer ein Stehpult! Speicher in deinem Web-Browser eine Seite mit Gymnastikübungen für den Schreibtisch, surfe sie immer wieder an – und mach die Übungen nach! Übe mit dem Terra-Band (einem Gummizugband) im Büro! Wasch dein Auto mal wieder per Hand! Mäh freiwillig den Rasen und stell dir vor, du fährst dabei ein Autorennen! Führ wichtige Gespräche zukünftig nur noch bei Spaziergängen! Buch im Urlaub immer mindestens einen Bewegungskurs! Bück dich nach jedem Wäschestück einzeln, wenn du die Waschmaschine ausräumst! Geh zum Schuhebinden tief in die Knie!

»Halt, es reicht!«, ruft Günter. »Okay, begriffen: Auch im Alltag kann man sich mehr bewegen, wenn man nach Gelegenheiten sucht!« Ganz genau.

Mit dem Rauchen
aufzuhören ist viel
leichter, als Raucher
denken, und verbessert
die Fitness enorm!

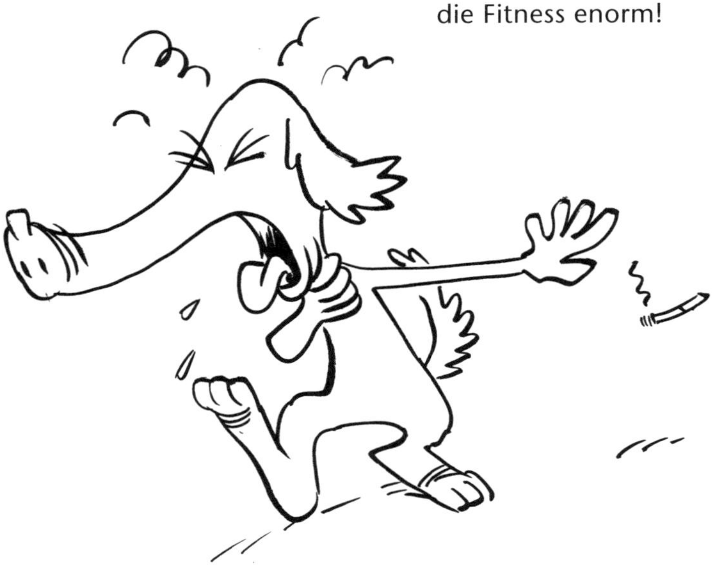

88. Rauchen? Pfui Teufel!

Falls du übrigens immer noch rauchst, kannst du deine Fitness binnen kürzester Zeit noch viel schneller verbessern: Hör einfach mit dem Rauchen auf! »Scherzkeks!«, ruft Günter. »Wie denn? Du weißt doch, dass es ohne Zigarette nicht geht. Als Raucher braucht man die Kippen nach dem Essen, bei Stress, wenn man Alkohol trinkt und feiert oder bei Pausen, bei der Arbeit …« Quatsch, Günter, hör mal zu!

Rauchen ist nur eine blöde Kettenreaktion. Eine Kippe führt zur nächsten. Oft jahrelang. Diese Kettenreaktion kannst du aber jederzeit unterbrechen! An jedem Tag deines Lebens – egal, wie viel und wie lange du rauchst. Das ist viel einfacher, als du denkst! Kennst du nicht auch etliche Ex-Raucher, die von einem Tag auf den anderen einfach so aufgehört haben? Das schaffst du genauso. Und all die Situationen, in denen Zigaretten angeblich so gut tun, sind ohne Zigaretten noch viel schöner! Probier es aus: Keine krebserregenden Dämpfe mehr einatmen müssen, kein Kohlenmonoxid, nicht mehr husten, dafür Luft und Kraft haben, nicht mehr stinken müssen, besser riechen und schmecken, sich frei fühlen und und und. Na? Lust bekommen? (Wirf übrigens mal einen Blick in die Buchtipps auf Seite 206; da gibt es auch Nichtraucherliteratur!)

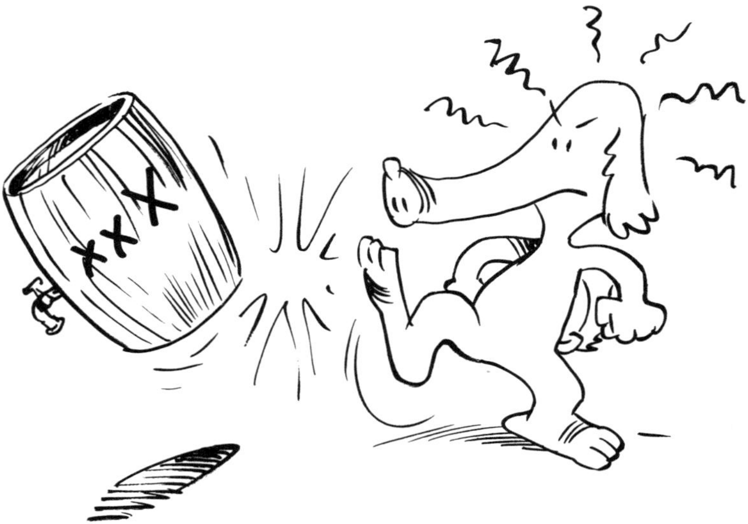

Alkohol?

Vorsicht, Suchtgefahr!

Und zum Sport passen andere Getränke besser.

89. Alkohol? Lieber nicht!

Auch Alkohol und Sport passen nicht so recht zusammen. Obwohl das gemeinsame Bier nach dem Training oft wie ein Ritual zelebriert wird. Dabei wäre jedes andere Getränk besser – zum Beispiel isotonische Drinks oder Fruchtsaftschorlen. Denn gerade nach dem Training braucht der ausgeschwitzte Körper Nährstoffe und Salze – und keinen Alkohol. Und eigentlich ist das Schöne am »Bier danach« doch sowieso das Zusammensein und nicht das Bier! Oder?

Also aufwachen! Alkohol macht auf Dauer krank, dick, schlapp, unkonzentriert und dumm im Kopf. Passt nicht wirklich zur Fitness, oder? Doch gerade in Sportvereinen gibt es genügend Gelegenheiten, das Saufen zu trainieren: Feiern, Ausflüge, Besprechungen. Und weil so mancher Schweinehund zu feige zum Neinsagen ist, haben schon etliche Alkoholikerkarrieren mit den Kumpels aus der Mannschaft angefangen. »Übertreibst du da nicht?«, fragt Günter. Oh, nein: Je nach Statistik leben in Deutschland zwischen 4 Millionen und 10 Millionen Alkoholkranke. Und jährlich sind bei uns immerhin 40 000 Todesfälle auf Alkohol zurückzuführen. Na, wirklich übertrieben? Zum Vergleich: Durch illegale Drogen sterben bei uns jährlich »nur« 1500 Menschen …

Besser also, du bleibst fit, gesund, ausgeglichen und klar im Kopf – ohne Alkohol.

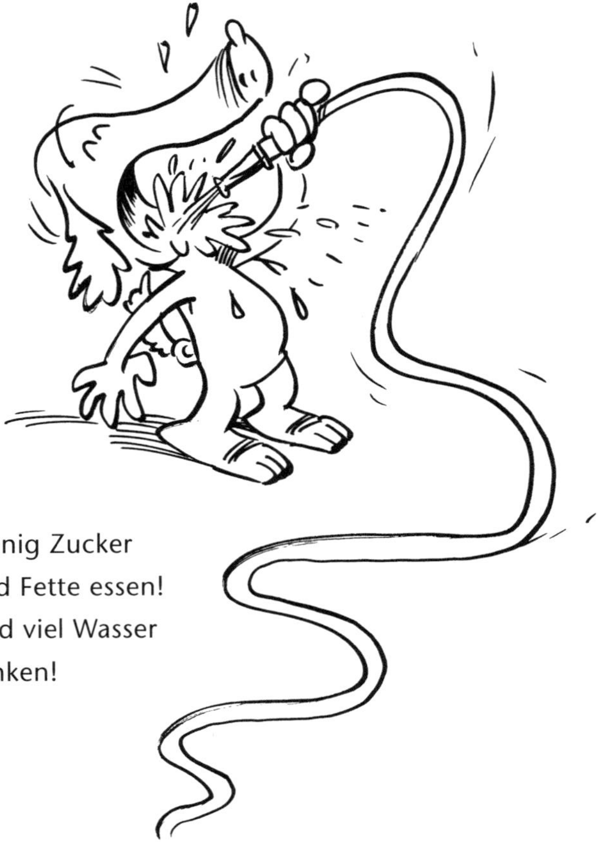

Wenig Zucker
und Fette essen!
Und viel Wasser
trinken!

90. Schokolade, Chips und Co? Nein, danke!

Noch ein paar Sätze zum Thema Ernährung: Damit dein Körper gut funktioniert, musst du ihn natürlich auch richtig füttern. »Essen?«, freut sich Günter. Ja, darum geht es. »Ich liebe essen!« Und genau hier liegt oft das Problem: Denn viele Schweinehunde verwechseln Essen leider mit Fressen und schlagen ungehemmt zu: bei Schokolade, Pommes frites, Nudeln mit Rahmsoße, Weißbrot, Haxe, Chips oder Croissants. Und dann wundern sie sich, wenn sie immer dicker werden und sich schlapp fühlen ... Daher: Iss möglichst wenig Zucker und Weißmehlprodukte – das macht dich nur nervös, hungrig und fett. Iss stattdessen lieber Vollkornprodukte, Obst, Gemüse und Salat. Und iss nur wenig »schlechtes« Fett, sondern eher magere und gesunde Eiweißprodukte wie Geflügelfleisch, Erbsen oder Soja.

Und: Achte darauf, immer gut zu trinken – und zwar den ganzen Tag! Auch ohne Sport dürfen es ruhig zwei Liter sein, bei Sport natürlich mehr. Das steigert deine Leistungsfähigkeit und der Kreislauf bleibt auch bei Belastung stabil. Am besten trinkst du Wasser oder sehr stark verdünnte Fruchtsaftschorlen. Limonaden oder Cola natürlich nicht – sie sind reine Zuckerbomben. Und wenn, dann nur »light«.

Nur wenn man dauerhaft
Sport treibt, wird
Sport zur Gewohnheit –
und fällt wirklich leicht.

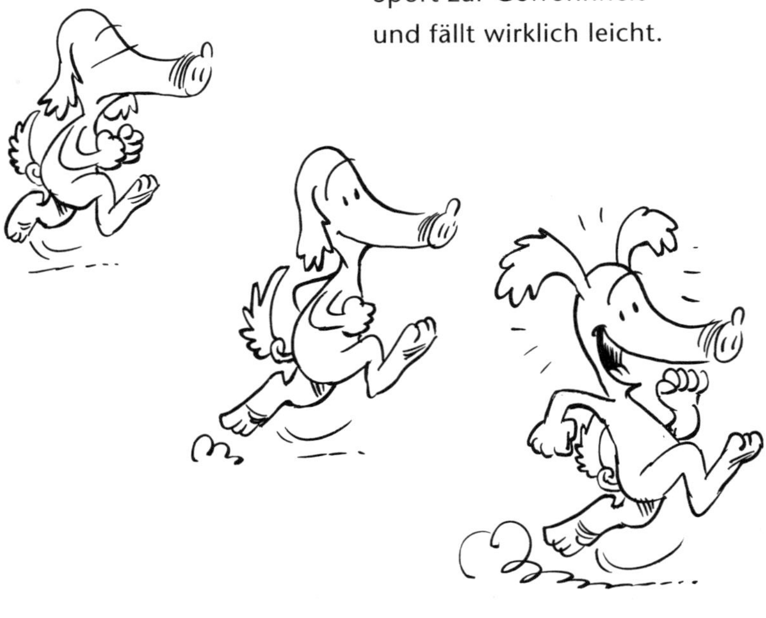

91. Alles wie von selbst? Vorsicht!

»Yippieh!«, freut sich Günter. »Dann kann es endlich losgehen mit dem Sport!« Der Schweinhund ist motiviert – prima! Aber Vorsicht: Vor allem wenn man lange Zeit keinen Sport mehr gemacht hat, kann die Motivation schnell wieder verschwinden. Denn zwar steigert sich die Leistung gerade am Anfang enorm, was unheimlich motivieren kann. Aber bald schon wird die Leistungssteigerung geringer, und man muss mehr und länger trainieren, um sich weiter zu verbessern. Also findet Günter erste Ausreden fürs erneute Nichtstun: »Jetzt hast du schon so viel erreicht, Zeit für eine kleine Pause!« Oder »Warum dich noch anstrengen? Du bist doch längst fit!« Und bald ruft schon wieder die Couch ...

Hierbei gibt es zwei wichtige Punkte. Erstens: Sport soll für dich eine Gewohnheit werden. Doch wenn du dir Gewohnheiten nicht konsequent angewöhnst, sind es keine! Dann werden sie immer anstrengende Ausnahmen einer ganz anderen Gewohnheit sein, in die du regelmäßig zurückfällst – wie die Kartoffel in die Couch. Zweitens: Unsere Umwelt suggeriert uns gerne, man müsse sich für Erfolg nicht anstrengen. Zeitschriften versprechen Fitnessprogramme, die in sechs Wochen ein Sixpack zaubern sollen. Rocky trainiert im Film zehn Minuten und ist fit für einen Weltmeisterschaftskampf. Und im Videospiel wachsen dem Helden schon nach drei Siegen beachtliche Muskelberge. Lächerlich! Denn: Es geht eben nicht alles wie von selbst. Für Erfolg musst du schon etwas mehr tun. Viel mehr!

Mach dir dein Ziel
so klar wie
möglich.

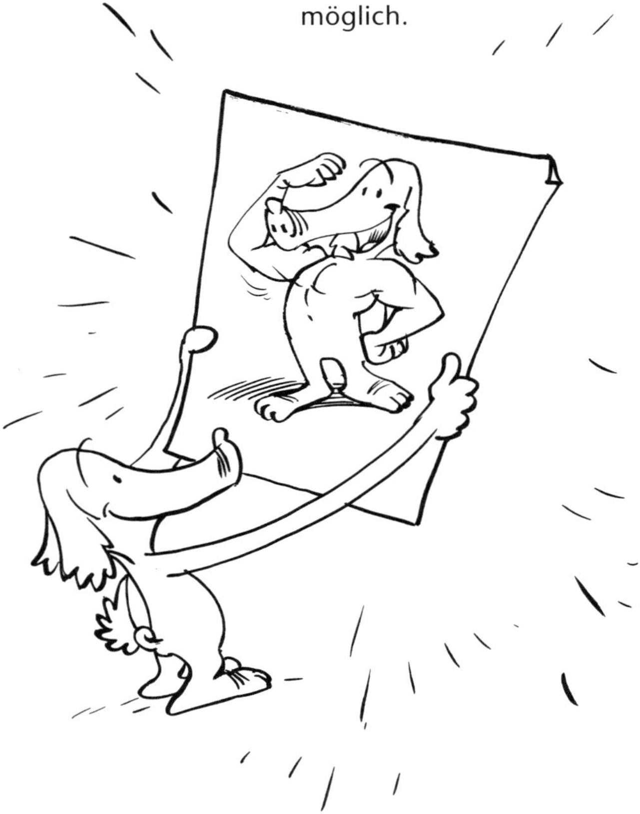

92. Ziele klar machen

»Oh!«, stutzt Günter. »Ist also doch nicht so leicht, das mit dem Sport?« Es kommt darauf an, wie du es angehst. Denn bist du an Sport gewöhnt, fällt er dir tatsächlich leicht. Bis dahin aber gibt es etwas zu tun! Und zwar zehn Schritte.

Schritt eins: Mach dir dein Ziel so klar wie möglich! Welche Sportart willst du machen? Was willst du damit erreichen? Wieso? Beschreib alles so genau wie möglich. Und: Kannst du dein Ziel irgendwie messen? Also etwa welche Zeit willst du erreichen oder wie oft pro Woche »sporteln«? Woran merkst du, dass du erfolgreich warst? Außerdem: Passt dein Ziel auch wirklich zu dir und deinem Leben? Oder musst du dich dafür verbiegen? Und ist dein Ziel realistisch erreichbar? Wenn Günter nämlich das Gefühl hat, dass du den Mund zu voll nimmst, wird er dich bald mit Faulheit sabotieren. Weiter: Ist dir auch klar, bis wann du dein Ziel erreicht haben willst? Nächsten Monat? Nächstes Jahr? In zehn Jahren? Und ist dein Ziel ökonomisch sinnvoll, also steht der Aufwand in einem vernünftigen Verhältnis zum Gewinn? Fragen über Fragen …

Wer kennt den Weg zum Ziel?
Informiere dich genau
und plane dann die Strecke!

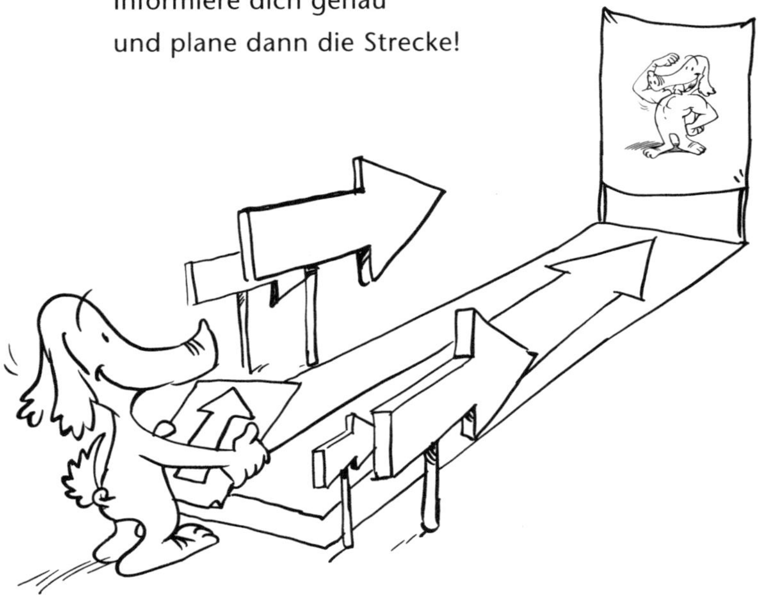

93. Weg planen

»Alles klar!«, freut sich Günter. »Das Ziel ist im Kopf.« Sehr schön, dann weiter zu Schritt Nummer zwei: Wo stehst du gerade? Und was trennt dich noch von deinem Ziel? Also was genau liegt dazwischen? Welche Handlungen, Gedanken, Planungen und Trainingseinheiten? Deshalb: Recherchiere und beschreibe nun haarklein, was du alles tun musst, um dein Ziel zu erreichen! Und dann plane den Weg zum Ziel! Was genau machst du an Tag eins, Tag zwei, Tag drei? Was in welcher Woche? Und was in welchem Monat? So bekommst du eine Struktur, an der du dich jederzeit entlanghangeln kannst. Ganz einfach und sicher.

»Und woher bekommst du all die Infos?« Mensch, Günter! Hier brauchst du natürlich ein wenig Forschergeist. Du hast Fragen? Dann such nach Antworten! Irgendwo findest du sie sicher. Denn das Schöne ist ja, dass die meisten Ziele schon mal von irgendwem erreicht worden sind. Ein Marathon? Wurde schon mal gelaufen. Den Tauchschein? Hat schon mal jemand erworben. Die Meisterschaft? Wurde bereits gewonnen. Und oft geben Erfahrene ihr Wissen gerne weiter – in Büchern, auf DVDs oder in persönlichen Gesprächen. Sie erzählen dir ganz genau, was sie wie gemacht haben, um ans Ziel zu kommen. Mach dir das zunutze! So machst du weniger Fehler und verzettelst dich nicht. Wenn du also ein paar Erfolgstipps brauchst: Nicht verzagen, besser fragen!

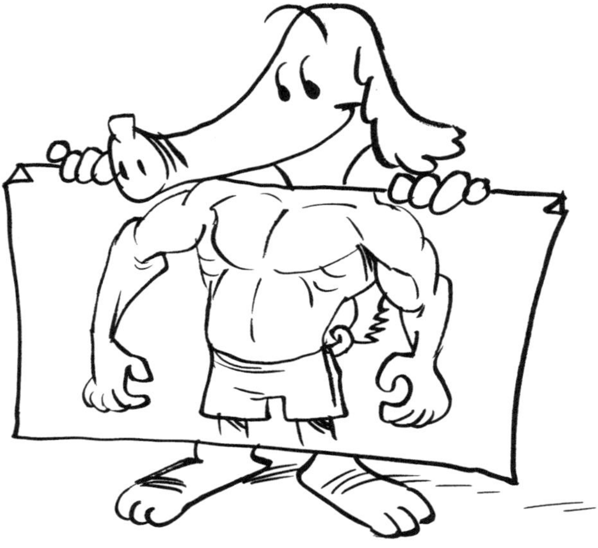

Visualisierung schafft den Wunsch und die Erwartung, das Ziel zu erreichen.

94. Wünsche und Erwartung schaffen

»Okay«, resümiert Günter. »Du weißt nun, was du willst. Und du weißt, wie du es erreichst. Was kommt denn als Nächstes?« Jetzt musst du in dir den Wunsch wecken, das Ziel auch wirklich erreichen zu wollen. Ja, du brauchst sogar eine richtig starke Erwartungshaltung dir gegenüber, dass du es bis zum Ziel schaffst! So steigert sich nämlich deine Motivation und du willst unbedingt loslegen.

Das erreichst du mit Schritt Nummer drei: Stell dir möglichst plastisch vor, du hättest dein Ziel schon erreicht! Bilde dir einfach ein, schon da zu sein, wo du hinwillst! Tu einfach so, als wärest du schon am Marathonziel, als Taucher unter Wasser oder als Champion in der Ehrenrunde unterwegs! Wie sieht es da aus? Wie fühlst du dich? Wer wird dir gratulieren? Was wirst du sagen? Du merkst schon: So etwas motiviert wirklich sehr. Und tatsächlich: Viele Sportler machen sich diese Technik zunutze. Sie heißt »Visualisierung« und wirkt in etwa wie ein Autopilot. Du »siehst« dich schon am Ziel – also glaubt Günter, dass du es dorthin schaffst, und unterstützt dich unterwegs. Außerdem hilft die Visualisierung auch bei der Koordination: Wenn du nämlich eine Bewegung erst genau in Gedanken machst, fällt sie dir in der Realität leichter. Schlau, oder?

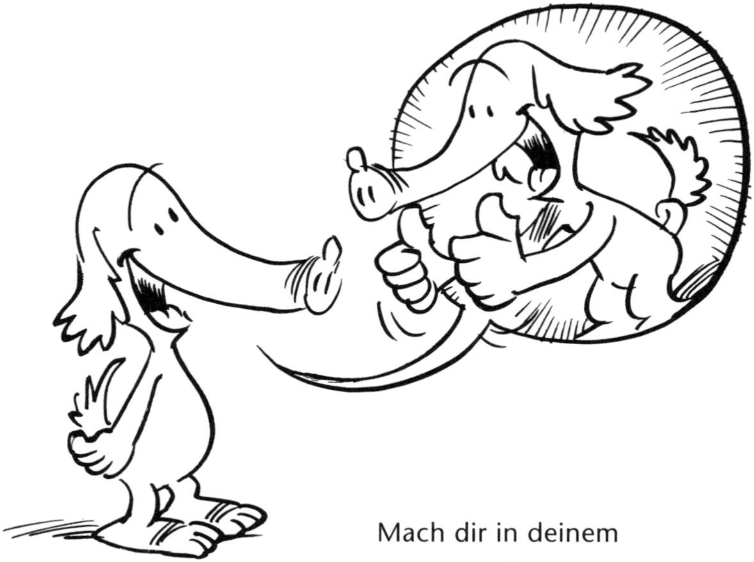

Mach dir in deinem
inneren Selbstgespräch
Mut und zeige
dich zuversichtlich.
Du schaffst es!

95. Das innere Selbstgespräch nutzen

»Sich einfach ein Bild vorstellen, und dann klappt es?«, zweifelt Günter. »Lächerlich, du bist doch kein Idiot!« Womit wir auch schon beim nächsten Punkt wären ...

Schritt Nummer vier: Nutze dein inneres Selbstgespräch, um Zuversicht und Mut aufzubauen! Viele Menschen – und auch viele Sportler – machen sich in ihrem inneren Selbstgespräch nämlich gnadenlos nieder. Sie beschimpfen sich selbst: »Geschieht dir recht, das Gegentor, du Trottel!«, »Das schaffst du nie im Leben!«, »Heute ist einfach nicht dein Tag!«, »Der Gegner ist viel zu stark, du Schwächling!« oder »Bald musst du aufgeben, alles viel zu anstrengend!« Und was passiert dann? Die Gefühle rauschen in den Keller: Sie fühlen sich schwach – und verlieren am Ende tatsächlich. So wie sie es längst vorher »gewusst« haben ... Dabei wirken die Worte wie eine sich selbst erfüllende Prophezeiung! Wenn du dir also schlechte Leistungen und Misserfolg prophezeist, wirst du sie mit einiger Wahrscheinlichkeit auch erleben. Du sabotierst dich selbst.

Also: Mach dir in deinem inneren Selbstgespräch Mut! »Gegentor? Egal! Schnell selbst eines schießen!«, »Egal, wie du dich fühlst, gib einfach dein Bestes!«, »Auch der Gegner kocht nur mit Wasser. Du bist besser!« oder »Halte durch, das schaffst du schon!« So ergänzt du die Visualisierung optimal mit Worten.

Triff eine klare Entscheidung,
konzentrier dich,
und handle mit Leidenschaft
und guter Laune!

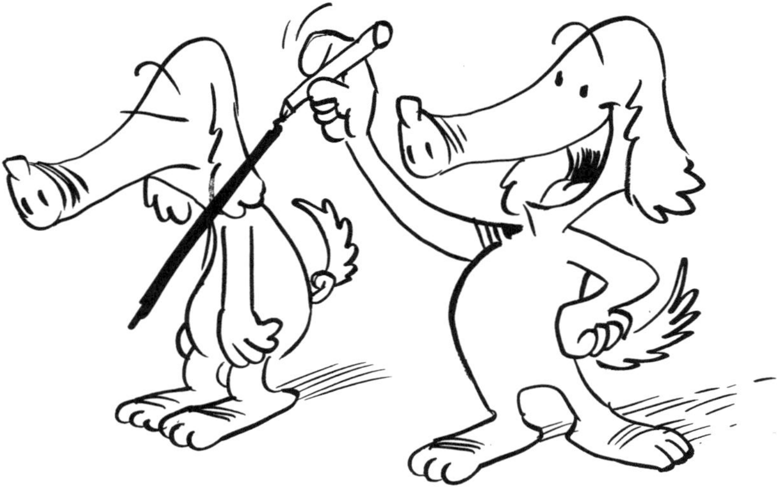

96. Entscheiden und gut gelaunt umsetzen

»Okay, okay«, raunzt Günter und zögert. »Dann wollen wir uns eben mal bewegen ... Oder lieber doch nicht?« Nein, Schweinehund, so auf keinen Fall!

Schritt Nummer fünf: Triff eine klare Entscheidung und konzentriere dich auf das, was du tust! Machst du nun Sport oder nicht? Halbe Sachen machen dich nur fertig. Denn während des Sports hilft es dir nichts, dich gleichzeitig ins Kino zu wünschen. So hast du keine klare Entscheidung getroffen. Konzentrierst du aber alle deine Gedanken und Energie auf das, wozu du dich entschieden hast, fällt es dir plötzlich viel leichter. Hadern? Zaudern? Zögern? Nein! Ganz oder gar nicht.

Schritt Nummer sechs: Handle mit Leidenschaft und guter Laune! Hängende Schultern und Mundwinkel kannst du dir sparen – auch sie rauben dir Kraft und Motivation. Glücklicherweise kannst du gute Laune und Begeisterung mit deinem Körper unterstützen: Steh aufrecht! Schultern nach hinten, Brust raus! Kräftig ein- und ausatmen! Muskeln anspannen! Freundliches Gesicht machen! Laute Stimme! Denn schlecht drauf sein, ist meist der Grund dafür, schlecht drauf zu sein ...

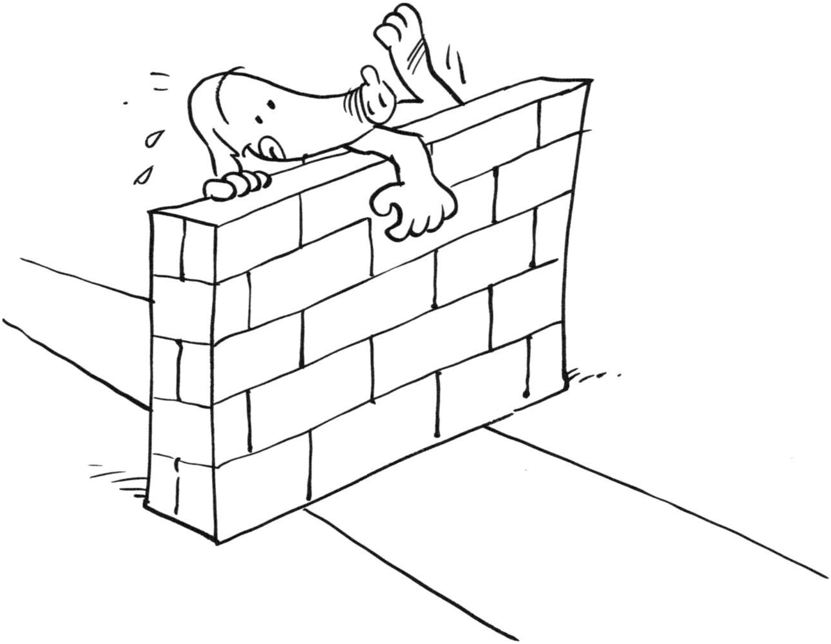

Achte auf Feedback und
korrigiere deinen Kurs!
Und halte auch bei
Schwierigkeiten durch!

97. Kurs korrigieren mit langem Atem

Schritt Nummer sieben: Achte auf Feedback und korrigiere deinen Kurs wenn nötig, zum Beispiel deine Sporttechnik! Natürlich ist damit nicht gemeint, dass du jeder fremden Meinung hinterherlaufen sollst – Widerstand und Meinungsverschiedenheiten gehören auch beim Sport dazu. Ein klares Zeichen allerdings ist, wenn du deine Ziele nicht erreichst. Oder wenn du ständig verlierst. Also bleib in diesem Fall nicht stur, sondern frag dich ehrlich, ob du etwas verbessern kannst. Und dann verbessere es! Insofern können selbst Niederlagen zu Siegen werden – wenn du darin die richtigen Hinweise findest.

Schritt Nummer acht: Handle so lange, bis du am Ziel bist! Viele geben nämlich schon vorher auf, weil sie nicht geduldig genug sind. Dabei könnten sie tatsächlich schaffen, was sie sich vorgenommen haben – wenn sie nur einen längeren Atem hätten! Viele Champions sind nur deswegen nach ganz oben gekommen, weil sie nach Rückschlägen nicht aufgegeben haben. Ihre Schweinehunde waren selbst dann noch motiviert, wenn es schwierig wurde, ja sie haben aus den Schwierigkeiten sogar echte Motivation geschöpft: »Wenn du das hier überstehst, dann kann dir nichts mehr etwas anhaben!« Diese Form mentaler Stärke nennt man »Resilienz«. Sie ist die Fähigkeit, auch frustrierende und stressige Situationen zu meistern. Übrigens: Resilienz nützt dir nicht nur beim Sport …

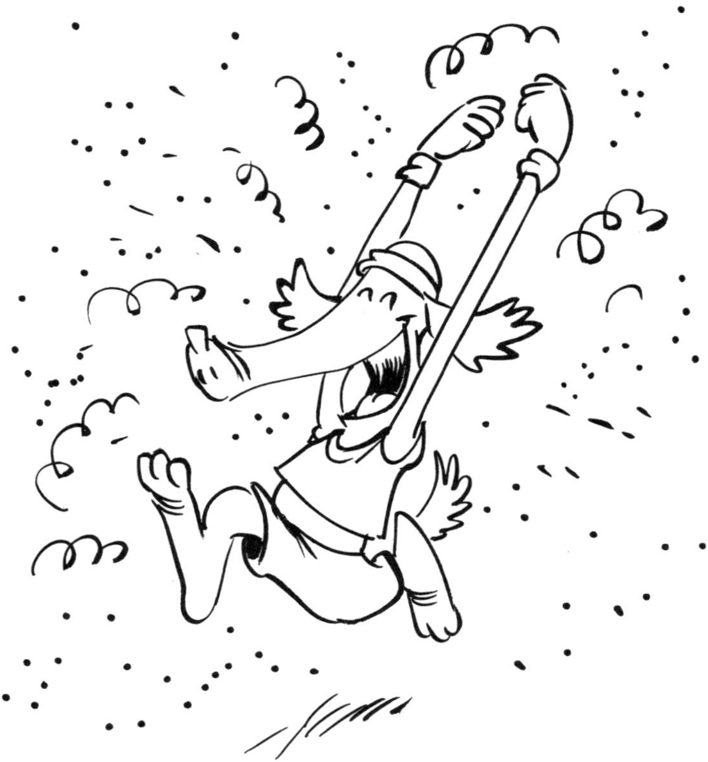

Handle so lange, bis du dein Ziel erreicht hast,
feiere deinen Erfolg und starte dann wieder durch!

98. Ziele feiern und neu durchstarten

»Und wie lange muss man durchhalten?«, fragt Günter neugierig. Ganz einfach: Bis du dein Ziel erreicht hast! Denn der neunte Schritt lautet: Wenn du dein Ziel erreicht hast, freu dich darüber! Manche vergessen vor lauter Zielverbissenheit nämlich ganz, ihre Erfolge zu feiern. Dabei ist so eine Freudenfeier sehr wichtig: Das Gehirn – und so auch Günter – lernt auf diese Weise, dass sich der lange Atem gelohnt hat – und will anschließend gleich wieder ran. Feiern verstärkt also die Gedanken, die dich das machen ließen, was zum Erfolg führte. Außerdem macht das Feiern viel Spaß!

Zehnter und letzter Schritt: Such dir bald schon das nächste Ziel und starte wieder durch! Willst du deine Leistung verbessern? Prima! So schaffst du mit der Zeit genau die Routine, also die Gewohnheit, die du dafür brauchst, dass Günter dich automatisch zu »deinem« Sport schickt. Suchst du dir aber neue Sportziele, ist das auch super: Abwechslung macht inneren Schweinehunden nämlich viel Spaß – und sie sind schon wieder motiviert. Nur eines solltest du bleiben lassen: dich faul auf deinen Lorbeeren auszuruhen. So würde Günter ganz schnell wieder zur »Couch-Kartoffel« mutieren und dich ausbremsen. Und das trotz aller Erfolge!

Doping? Nein, danke!
Der Weg ist das Ziel –
ein Leben mit dem Sport.
Nicht die Leistung
um jeden Preis.

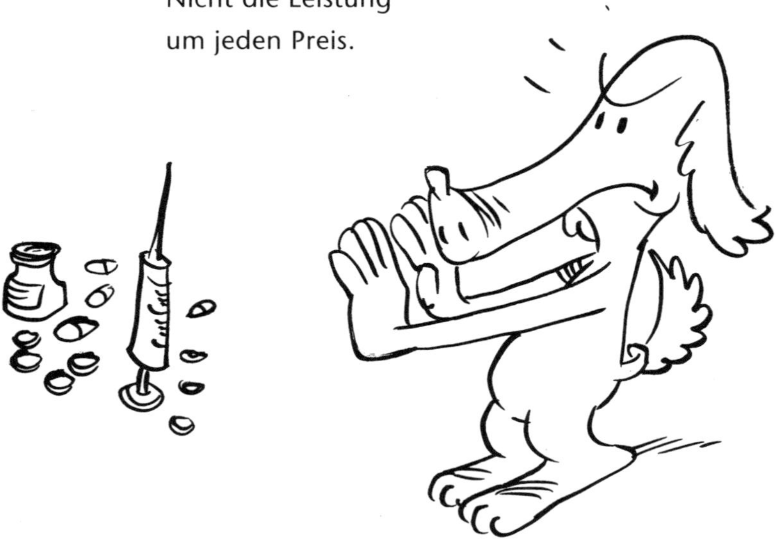

99. Immer schön locker bleiben!

»Alles klar, Chef!«, ruft Günter. »Ich habe verstanden: Sport um jeden Preis, Hauptsache du kommst ans Ziel. Und wenn es mal weh tut oder du verletzt bist, dann stell dich nicht an wie ein Weichei, sondern schluck halt ein paar Schmerzmittel!« Aber nein, so natürlich nicht. Verletzungen musst du unbedingt auskurieren, ehe der Sport weitergeht. Zum Beispiel durch Rehabilitation. Und wenn du sogar so schwer verletzt bist, dass du deinen Sport nicht mehr ausüben kannst, suchst du dir besser einen neuen.

»Und wenn man nicht schnell genug erfolgreich ist? Darf es dann ein bisschen Doping sein?« Auch nicht, Günter, auf keinen Fall! Denn fast alle Dopingmittel haben fiese Nebenwirkungen. Sie zerstören zum Beispiel Leber und Nieren, erhöhen das Risiko für Herzinfarkt und Schlaganfall oder lassen die Hoden schrumpfen. »Au weia!« Genau: Au weia! Also: Finger weg vom Doping!

Das eigentliche Ziel ist ja auch nicht das Ziel selbst, sondern vielmehr der Weg dahin: Fitness, Gesundheit und gute Laune. Und wenn du diesen Weg bewusst genießt und dich dabei immer weiter verbesserst, kommen die Siege wie von selbst. Wetten? Dann hast du viel Spaß dabei – und darfst zwischendrin mit wirklich gutem Gewissen immer wieder faul deine Füße hochlegen! Couch, wir kommen!

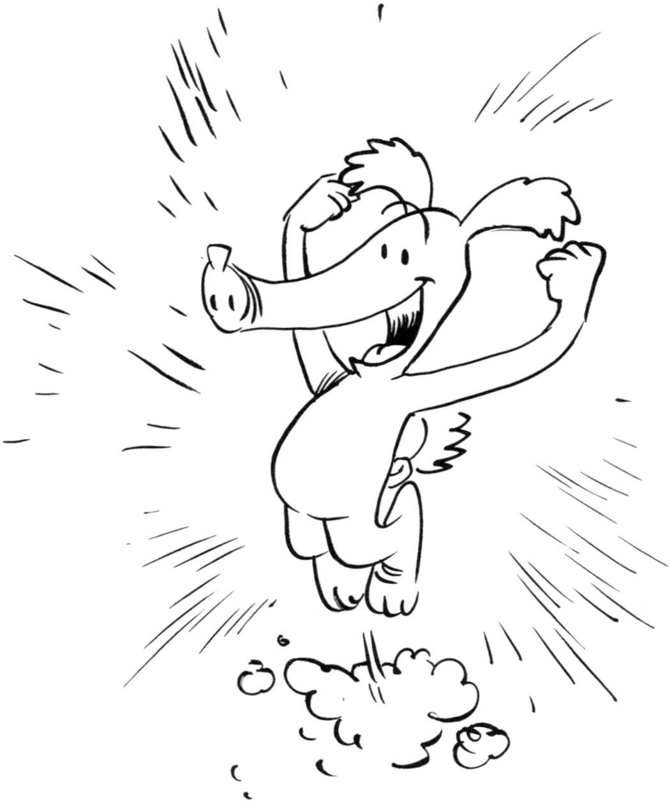

Günter ist dein Freund und Helfer –
und gibt dir jetzt die richtigen Tipps.

100. Günter, dein fitter Freund

Das ist Günter. Günter ist dein innerer Schweinehund. Er lebt in deinem Kopf und bewahrt dich vor allem Übel dieser Welt. Immer, wenn du etwas Neues lernen willst oder dich mal anstrengen musst, ist Günter zur Stelle: »Das wird spannend!«, sagt er dann. Oder »Mach das am besten sofort!«, rät er dir. Und wenn du mal vor einer spannenden Herausforderung stehst, erklärt dir Günter gerne: »Das schaffst du doch mit links!« Günter ist nämlich richtig motiviert. Und weil er will, dass du genauso motiviert bist wie er, will dich Günter vor unnützen Misserfolgen beschützen. Ist das nicht nett von ihm?

Vor allem beim Sport sind Günters Ratschläge immer sehr hilfreich. Zum Beispiel dann, wenn dich seine Tipps vom Nichtstun abhalten oder in die richtige Richtung weisen. Ein dringender Trainingstermin? »Los jetzt, sonst kommst du zu spät!« Einfach drauflosrennen? »Achte auf deinen Puls!« Freier Weg zum Tor? »Super, den machst du rein!«, feuert dich Günter an – und schon wieder tust du genau das Richtige, obwohl es viele andere falsch machen. Sehr schön: Du hörst auf deine innere Stimme und wirst immer besser …

Buchtipps

Baum, Thilo & Frädrich, Stefan: Günter, der innere Schweinehund, wird Nichtraucher. Ein tierisches Gesundheitsbuch. Offenbach: GABAL, 2006

Baum, Thilo & Frädrich, Stefan: Günter, der innere Schweinehund, lernt flirten. Ein tierisches Turtelbuch. Offenbach: GABAL, 2007

Brand, Heiner & Löhr, Jörg: Projekt Gold. Wege zur Höchstleistung – Spitzensport als Erfolgsmodell. Offenbach: GABAL, 2008

Buckert, Ingo & Frädrich, Christina & Frädrich, Stefan: Rauchfrei glücklich. Der Weg zum Nichtrauchen. München: Compact Verlag, 2007

Carnegie, Dale: Sorge dich nicht – lebe! Frankfurt a. M.: Fischer Taschenbuch Verlag, 2003

Covey, Stephen R.: Die 7 Wege zur Effektivität. Prinzipien für persönlichen und beruflichen Erfolg. Offenbach: GABAL, 2005

Covey, Stephen R.: Der 8. Weg. Mit Effektivität zu wahrer Größe. Offenbach: GABAL, 2006

Despeghel, Michael: Fitness für faule Säcke. Das Präventivprogramm für alle, die müssten, aber nicht wollen! München: Goldmann, 2003

Frädrich, Stefan: Günter, der innere Schweinehund. Ein tierisches Motivationsbuch. Offenbach: GABAL, 2004

Frädrich, Stefan: Luft! Ganz einfach Nichtraucher. München: Droemer-Knaur, 2004

Frädrich, Stefan: Günter lernt verkaufen. Ein tierisches Businessbuch. Offenbach: GABAL, 2005

Frädrich, Stefan: Günter, der innere Schweinehund, für Schüler. Ein tierisches Motivationsbuch. Offenbach: GABAL, 2005

Frädrich, Stefan: Günter, der innere Schweinehund, wird schlank. Ein tierisches Diätbuch. Offenbach: GABAL, 2006

Frädrich, Stefan & Kampe, Tanja: Günter, der innere Schweinehund, geht ins Büro. Ein tierisches Officebuch. Offenbach: GABAL, 2008

Frädrich, Stefan & Sautter, Nicola: Besser Essen – leben leicht gemacht. München: Zabert-Sandmann, 2007

Gruppe, Ommo (Hrsg.): Sport – Theorie in der gymnasialen Oberstufe. Schorndorf: Hoffmann, 1988

Kahn, Oliver: Ich. Erfolg kommt von innen. München: Riva, 2008

Khaw, K.T., Wareham, N., Bingham, S., Welch, A., Luben, R. et al.: Combined Impact of health behaviours and mortality in men and women: the EPIC-Norfolk Prospective Population study. PLoS Med 5(1): e12. doi:10.1371/journal. pmed.0050012, 2008

Lazarus, Arnold & Lazarus, Clifford: Der kleine Taschentherapeut. In 60 Sekunden wieder o.k. Stuttgart: Klett-Cotta, 1999

Miedaner, Talane: Coach dich selbst, sonst coacht dich keiner! 101 Tipps zur Verwirklichung Ihrer beruflichen und privaten Ziele. München: mvg, 2002

Orlick, Terry: In pursuit of excellence. How to win in sport and life through mental training. Campaign: Human Kinetics, 2000

Seiwert, Lothar J.: Das »neue« 1 x 1 des Zeitmanagement. Zeit im Griff, Ziele in Balance, Erfolg mit Methode. Offenbach: GABAL, 1995

Silbernagl, Stefan & Despopoulos, Agamemnon: Taschenatlas der Physiologie. Stuttgart: Thieme, 2003

Steffens, Thomas & Grüning, Martin: Marathon – die besten Programme. Reinbek bei Hamburg: Rowohlt Taschenbuch, 2001

Sterr, Christian: Mentaltraining im Sport. Bessere Leistung bei Training und im Wettkampf. Hamburg: Spomedis, 2006

Sterzenbach, Slatco: Der perfekte Tag. Die richtige Energie zum richtigen Zeitpunkt. München: Heyne, 2007

Watzlawick, Paul: Anleitung zum Unglücklichsein. München: Piper, 1983

Zimbardo, Phillip G. & Gerrig, Richard J.: Psychologie. Berlin, Heidelberg, New York: Springer, 1999

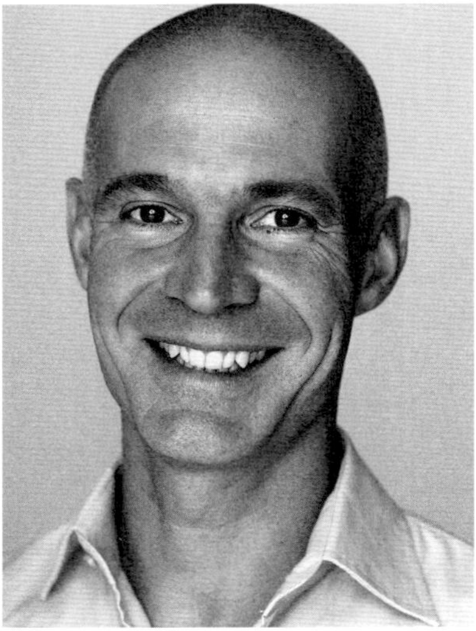

Die Autoren

Dr. med. Stefan Frädrich (www.stefan-fraedrich.de) ist Experte für erfolgreiche Selbstmotivation. Er ist der konzeptionelle und textliche Vater von »Günter«, dem inneren Schweinehund.

Als Trainer und Coach bekannt wurde Stefan Frädrich durch seine Bestsellerbücher, seine umfangreiche Medienpräsenz mit eigenen TV-Sendungen (Pro7, WDR, Focus Gesundheit) sowie als Redner und Moderator. Seine Seminare »Nichtraucher in 5 Stunden« (www.nichtraucher-in-5-stunden.de) und »Schlank in 5 Stunden« (www.schlank-in-5-stunden.de) werden europaweit von einem stetig wachsenden Trainerteam durchgeführt. Das neueste Seminar heißt – natürlich – »Fit in 5 Stunden«!

Zu Stefan Frädrichs Kunden zählen namhafte Firmen, Organisationen, Vereine, Behörden und Persönlichkeiten. Dr. Frädrich sitzt im Expertenrat der Mentor-Stiftung, ist Gründungsmitglied der Deutschen Gesellschaft für Nikotinprävention, zählt zu den Top-100-Referenten bei Speakers Excellence und ist Professionell Member der German Speakers Association. Er entwickelt ständig weitere Seminare und Bücher.

Stefan Frädrich lebt in Köln.

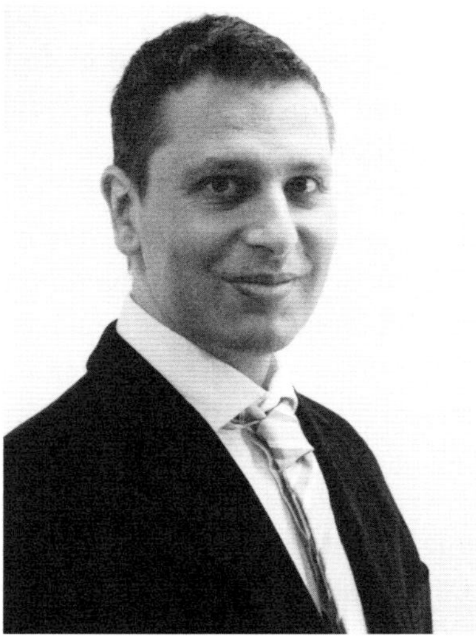

Ingo Buckert (www.ingo-buckert.de) ist Trainer, Coach und Unternehmer in den Bereichen Sport und Gesundheit. Der Diplom-Sportlehrer mit den Schwerpunkten Sportökonomie, Publizistik und Prävention ist gemeinsam mit Stefan Frädrich Gründer und Geschäftsführer der Coachingfirmen »Pigdog-Consulting« und »Institut für Gesundheitscoaching« in Köln – Letzteres auch gemeinsam mit Thilo Baum. Er ist Mitentwickler und Train-the-Trainer-Ausbilder der Seminare »Nichtraucher in 5 Stunden«, »Schlank in 5 Stunden« und »Fit in 5 Stunden«.

Ingo Buckert spielte aktiv in der Deutschen Volleyball-Bundesliga und schaffte es unter die Deutschen Top 10 im Beachvolleyball. Er gründete eine der ersten großen Deutschen Beachvolleyballanlagen (www.playa.de) und veranstaltet Events mit oft außergewöhnlichen Sportartikeln (www.beachsports.de).

Ingo Buckert lebt in Köln.

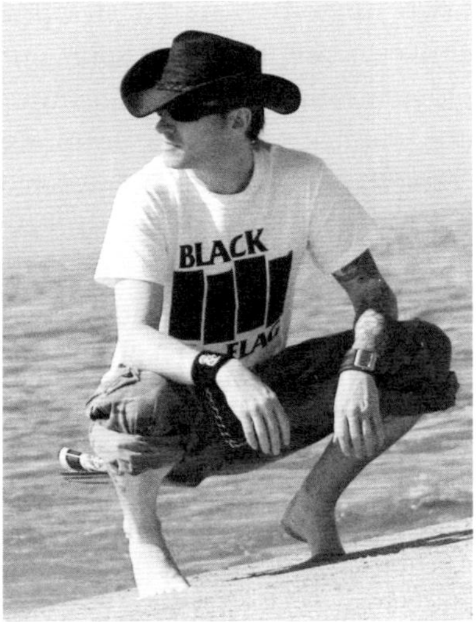
BLACK
FLAG

Timo Wuerz ist freier Designer, Illustrator und Künstler (www.timowuerz.com). Er ist der zeichnerische und künstlerische Vater von »Günter«, dem inneren Schweinehund, sowie der gemeinsam mit Stefan Frädrich vermarkteten Günter-Merchandising-Kollektion mit Plüschtieren, Postkarten und vielen weiteren Produkten (www.guenter-antwortet.de).

Seinen ersten Clown malte Timo Wuerz schon mit knapp zwei Jahren und seit seiner ersten Ausstellung mit zarten 14 feiert er erstaunlich vielseitige Erfolge: über ein Dutzend Comics und Kinderbücher, weltweit Aufträge für Architektur, Briefmarken, CD-Cover, Corporate Design, Filme, Magazinillustrationen, Poster und Spielzeug sowie die Gestaltung von Themenparkattraktionen. Die Arbeiten von Timo Wuerz sind mittlerweile in mehreren Museen (unter anderem im San Francisco Museum of Modern Art) zu sehen. Und er macht immer noch alles, was für ihn neu ist und sein Interesse weckt. Zum Beispiel: »Günter« zeichnen!

Timo Wuerz lebt in Hamburg.